骨病养护系列

拒绝运动损伤

凌　鸣　刘时璋　孙正明　主编

陕西新华出版传媒集团

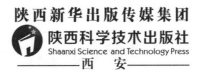

陕西科学技术出版社

Shaanxi Science and Technology Press

————西　安————

图书在版编目(CIP)数据

拒绝运动损伤 / 凌鸣,刘时璋,孙正明主编. —西安:陕西科学技术出版社,2021.4
(骨病养护系列)
ISBN 978 - 7 - 5369 - 7805 - 8

Ⅰ.①拒… Ⅱ.①凌… ②刘… ③孙… Ⅲ.①运动性疾病 - 损伤 - 防治 Ⅳ.①R873

中国版本图书馆 CIP 数据核字(2020)第 085164 号

拒绝运动损伤
JUJUE YUNDONG SUNSHANG
凌　鸣　刘时璋　孙正明　主编

策　　划	宋宇虎
责任编辑	潘晓洁　孙雨来
封面设计	曾　珂

出 版 者	陕西新华出版传媒集团　陕西科学技术出版社
	西安市曲江新区登高路 1388 号陕西新华出版传媒产业大厦 B 座
	电话 (029)81205187　传真 (029) 81205155　邮编 710061
	http://www.snstp.com
发 行 者	陕西新华出版传媒集团　陕西科学技术出版社
	电话(029)81205180　81206809
印　　刷	西安牵井印务有限公司
规　　格	787mm×1092mm　16 开本
印　　张	8.75
字　　数	140 千字
版　　次	2021 年 4 月第 1 版
	2021 年 4 月第 1 次印刷
书　　号	ISBN 978 - 7 - 5369 - 7805 - 8
定　　价	39.00 元

版权所有　翻印必究
(如有印装质量问题,请与我社发行部联系调换)

骨病养护系列

《拒绝运动损伤》编 委 会

主　编　凌　鸣　刘时璋　孙正明

编　者　陈　明　董向辉　段科科　靳占奎　雷鹏真

　　　　刘慧通　聂治军　泮学贞　田　昕　王松波

　　　　王继成　吴学元　杨　波　赵　松

绘　图　伍先荣

序 Preface

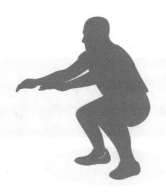

  欣喜看到《拒绝运动损伤》一书的出版,特表示由衷的祝贺!这本骨科的科普读物适逢全民健身被提高到国家战略、"健康中国 2030 规划纲要"颁布这个时代背景下,全民群情激昂,健身运动迅猛发展,对全民健康的改善及疾病的防治起到了非常积极的作用。但是,由于缺乏科学健身指导,不少人对运动方式的选择、运动规律的把握、运动损伤的预防及处理存在许多误区,常常导致"健身不成反伤身"的不良后果。故急需对特定人群进行相关运动医学知识的普及或培训,使他们成为大众科学健身的指导者,进一步从总体上提高全民健身的安全性和实效性。《拒绝运动损伤》应运而生。该书的作者是具有长期临床实践、科研及丰富运动实践经验的骨科一线医务人员,他们在繁忙的工作之余,付出了诸多辛劳和心血,给读者展现出一本通俗易懂、图文并茂、生动实用的骨科科普读物。该书的表述偏生活化,较为系统地介绍了普通人群常见膝、肩、踝等部位的解剖、运动损伤原因、现场处理、就医及康复等知识,非常适合社区医生、全科医生、医学院校学生、健身教练员或社会体育指导员等进行学习或作为培训教材,同时对热衷于健身运动的普通大众也有较强的指导意义,这是一本实用性很强的科学健身运动防治伤病的图书。借此机会向参与撰写本书的各位专家表示衷心的感谢!

相信这本书的出版,一定能让广大读者从中获益,为健康中国和全民健康添彩!

国家体育总局运动医学研究所

2020 年 10 月

前言 Foreword

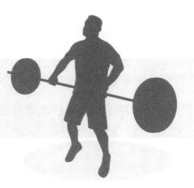

  随着生活水平的提高，越来越多的人参与到健身运动中来。适度适量的运动会让热爱运动的人群获益匪浅，但缺乏运动前的热身、过度过量的运动则容易出现适得其反的运动损伤，因而喜好运动的人们对运动中出现的损伤以及如何预防运动损伤的知识需求越来越大。虽然目前有大量运动损伤诊治进展的著作面世，但这些著作大多专业性强，对大众的科普需求尚显不足。因此，如何有效增加喜爱运动的非专业人士对运动损伤常见病、多发病科普知识的了解，提高人们预防运动中受伤、受伤后早期就诊、合理治疗、正确康复的能力成为大家关注的重点和焦点。基于此，作者以骨科运动医学专业知识为基础，就比较常见的运动损伤以广大群众容易理解的简单问答形式，撰写了本书，便于喜爱运动的人们在运动过程中，增加防护意识，减少运动损伤，一旦发生损伤后，了解自己发生的问题，尽早诊断、尽早治疗，早日康复，恢复运动。

  本书适用于渴望了解骨科运动医学及运动损伤知识的广大群众阅读和学习，对骨科年轻医师、医学生学习也有裨益。本书中的插图均由伍先荣于绘，在此,表示我们的感谢。

　　由于我们在运动损伤、预防运动损伤方面的经验和水平所限,不足之处在所难免,特别是随着现代医学知识的发展,本书阐述的某些诊疗理念、观点与认识可能需要修正,某些方法需要改进和提高,欢迎广大读者多提宝贵意见,恳请同道指正。

编者　凌鸣

2020 年 9 月于西安

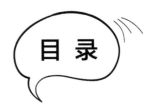

目 录

第一章　肩关节损伤

第二章　肘关节损伤

第三章　膝关节损伤

第四章　踝关节损伤

第五章　腕关节损伤

第六章　其他常见运动损伤

第一章
肩关节损伤

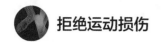

1 什么是肩锁关节?

肩锁关节属于微动关节,参与肩关节各方向的运动,尤其是上肢的过顶运动,虽然是一个小关节,但是依旧拥有复杂的结构;它是由锁骨远端和肩峰内侧面、软骨盘及关节囊构成,关节周围有肩锁韧带、喙锁韧带、三角肌、斜方肌来加强关节的稳定性,从而完全发挥关节的功能。

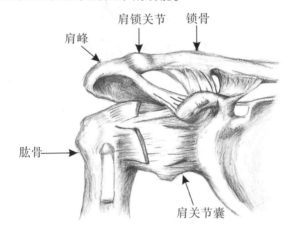

图1-1 肩锁关节示意图

2 哪些运动常引发肩锁关节脱位?

肩锁关节虽然有着坚强的韧带结构,仍是运动员最常见的损伤之一,不完全性损伤率高于完全性损伤。相关研究报道,在日常生活中,肩锁关节脱位的男性发病率高于女性。橄榄球、足球、冰球等引起肩关节直接撞击的运动是造成肩锁关节损伤最常见、最直接的原因;上肢长期反复的过顶运动,如高尔夫、篮球运动也是造成肩锁关节疲劳损伤的原因。

3 肩锁关节脱位发生的原因是什么?

直接或间接的暴力是导致肩锁关节脱位的主要原因,并且以直接暴力的损伤最为常见。例如:当在运动中摔倒时,肩部外侧直接着地,肩峰相对于静止的锁骨发生向下的移位,破坏肩锁关节周围的关节囊 – 韧带 – 肌肉稳定结构,使关节失稳,造成关节脱位。有时间接暴力传导,造成肩关节上脱位时,使得肱骨头撞击肩峰,也会造成肩锁关节脱位。

4 肩锁关节脱位患者有哪些症状?

肩锁关节脱位的患者常自诉患侧肩部上方可触及一明显的骨性隆起;肩部外侧疼痛明显;患肩活动受限,外展、上举时疼痛加重;有时于锁骨远端向下按压时,常出现反弹、突起,提示肩锁关节的完全脱位。

5 怎样判断是肩锁关节脱位?

肩锁关节脱位患者常有明确的外伤史;锁骨远端局部隆起,双侧对比较明显,可有局部疼痛。X 线可以明确肩锁关节脱位,必要时重力负荷下双侧对比。CT、MRI 常不作为首选检查。

6 肩锁关节脱位是否可以采取保守治疗?

当发生肩锁关节脱位时,建议尽早就诊,需要专业人士评估病情、进行系统的治疗,才能获得良好的疗效。

对于病变较轻、周围稳定结构损伤不严重的患者可采取保守治疗,闭合复位后,采用三角巾悬吊固定2 ~ 4 周,并辅以局部冷敷,口服非甾体类止痛药物;对于持续、无缓解的疼痛患者,可以在肩锁关节腔内注射药物来缓解症状。

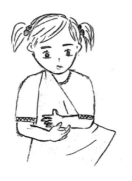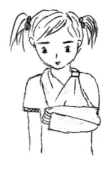

图1-2 三角巾固定

7 肩锁关节脱位患者采取哪种手术方式效果最好？

当肩锁关节完全脱位时,常提示周围软组织损伤很严重,闭合复位后,常不能维持关节的稳定,往往需要手术治疗。治疗肩锁关节损伤的手术方式有多种,尚无完美的手术方式,需要结合患者的具体情况而定。随着科学技术的发展,肩关节镜在治疗肩锁关节损伤中应用越来越广泛。

8 什么是胸锁关节？

胸锁关节属于鞍状关节,由锁骨的胸骨面、胸骨、第1肋、关节盘及其关节囊组成。关节周围被锁骨间韧带,前、后的胸锁韧带,肋锁韧带所包绕。

胸锁关节既可以进行前屈、后伸、上提、下降和旋转的运动,也是连接上肢与中轴骨的结构,故几乎所有的上肢运动都可以传递至胸锁关节。正常的胸锁关节的活动范围为:前屈/后伸35°,上提35°,旋转50°,所以胸锁关节可以增加上肢的活动范围,协同上肢其他关节完成日常活动,如梳头发、高处取物等。换句话说,如果限制了胸锁关节的活动度,会影响上肢的活动;胸锁关节对其深面的重要结构(如食道、血管等)起保护作用。

由于锁骨近端的生理形状,常使胸锁关节关节面不对称,也就是我们常说的错位,所以,胸锁关节是全身关节中最不稳定的关节。但是由于其周围坚韧的韧带结构,胸锁关节很少发生脱位,其稳定性特别依赖于肋锁韧带和锁骨间韧带。

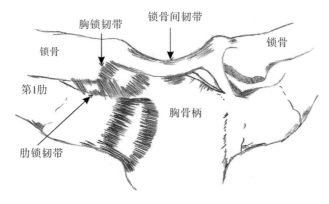

图1-3 胸锁关节示意图

9 什么原因会导致胸锁关节脱位?

胸锁关节脱位好发于青壮年,多由间接暴力引起,发病常常与交通事故或运动创伤有关。据相关报道,交通伤约占40%,运动伤约占21%。间接的巨大暴力致使胸锁关节周围的韧带发生损伤,出现胸锁关节脱位,就像用绳子锢的木桶,如果绳子断了,木桶也就散开了。

胸锁关节脱位的方向取决于暴力的方向,按脱位方向可分为前脱位和后脱位2种。由于后侧韧带结构的强度较前侧强,前脱位的发生率较后脱位常见。

10 胸锁关节脱位有哪些表现?

胸锁关节脱位的患者常表现为胸锁关节处的疼痛、肿胀,以及关节处的隆起(前脱位时,锁骨近端翘起的表现)或凹陷(后脱位时,锁骨近端凹陷的表现)。患者经常头倾向患侧,且患侧肩部下垂,健侧患肢托起患侧上肢,任何抬头及肩部的活动均可加重疼痛;肩部活动度受限;当胸锁关节后方脱位时,可能会压迫气管、食管等胸骨后方组织,引起呼吸困难、吞咽困难等相关症状。

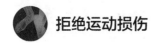

11 怎样判断是胸锁关节脱位？

胸锁关节脱位常伴有明确的外伤史，所以应仔细询问患者受伤史。两侧胸锁关节不对称，胸锁关节处疼痛、肿胀，肩部活动受限。X 线片可很好地显示锁骨内侧与胸骨切迹的位置，对疾病的诊断有重要意义。CT 可以显露锁骨近端与其深面重要组织的关系。

12 胸锁关节前脱位患者是否必须手术治疗？

胸锁关节前脱位时，手术治疗的并发症太多（如会损伤到其后方的重要血管等），且手术效果不理想，甚至去除内固定后，仍会出现前方的突起、脱位。故前脱位常采取保守治疗。

闭合复位后，应用 8 字绷带固定 6 周，8 周内禁止活动患肢。经保守治疗后，仍有胸锁关节不稳的病例出现，甚至有些患者会有残留的凸起，但在体力劳动时不影响活动。

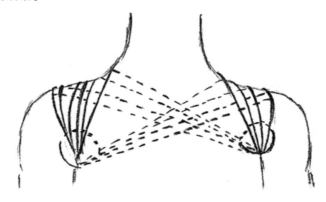

图 1-4　切开复位内固定 8 字绷带固定图

13 胸锁关节后脱位患者应如何治疗？

胸锁关节后脱位时，胸廓出口处结构常会受到压迫，表现为压迫气管、血管或神经,有时会对胸骨后重要的大血管及肺造成损伤,有时会导致患者休克。一经确诊,应迅速进行各项检查和复位,必要时还应做好抢救工作。

不超过48小时的胸锁关节脱位,是可以尝试进行闭合复位的,并且复位后基本上都是稳定的。但是,行闭合复位术时,常常需要进行全身麻醉。

闭合复位失败的患者、长期有压迫症状的患者及需要急诊手术的患者,可行手术治疗。

14 什么是肩关节脱位?

在临床工作中,肩关节脱位是指盂肱关节的脱位,也就是我们常说的"肩膀脱臼"。肩关节脱位时可表现为半脱位或完全脱位,并引起相关临床症状。肩关节的关节盂容积较小,肱骨头体积较大的特殊解剖结构是肩关节脱位发生的病理基础;创伤是肩关节脱位的常见病因,相关文献报道,创伤因素导致的肩关节脱位的发生率约占肩关节脱位的95%。根据肱骨头的移位方向,肩关节脱位可分为:肩关节前脱位、肩关节后脱位、肩关节下方脱位、肩关节上方脱位,其中,肩关节前脱位最常见,肩关节下方脱位和上方脱位较为罕见。

15 什么是肩关节前脱位?

顾名思义,肩关节前脱位是指肱骨头相对于关节盂向前错位,造成肱盂关节不匹配,从而影响肩关节的活动。由于肩关节前方的韧带结构较其他韧带薄弱,受到暴力时,会比其他方向的脱位更容易发生。肩关节前脱位常合并肩关节的其他损伤,如神经、血管的损伤,肱骨大结节骨折,肩袖损伤,Bankart 损伤等。

当肩关节处在外展、外旋、后伸位时,受到外力的作用,肱骨头常向前脱出。如摔倒时,上肢向后撑地,由于暴力间接传导,致使肩关节前脱位。也可因暴力直接作用于肩关节,导致肱骨头突破关节囊,发生关节的脱位。但直接损伤较间接损伤少见。

16 肩关节前脱位有哪些表现?

肩关节前脱位的患者常表现为局部疼痛、肿胀,肩关节呈弹性固定,任意方向的肩关节活动会使疼痛加重;由于脱位类型的不同,可于腋下、喙突下或锁骨下摸到肱骨头。肩关节患者常用健侧手托住患肢。

肩关节前脱位患者常常伴随局部特异体征:①方肩畸形:患侧肩部外观呈"方肩"畸形,肩峰明显突出。②Dugas 征阳性:患肘贴近胸壁,患侧手掌不能触及对侧肩部。

对于因肩关节前脱位造成其他损伤的患者来说,除肩关节脱位的症状外,还会出现神经、血管受损所引起的临床表现。

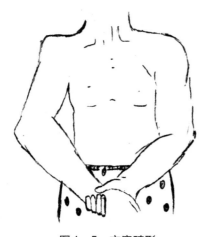

图 1-5 方肩畸形

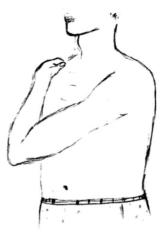

图 1-6 Dugas 征阳性

17 确诊肩关节前脱位需要做哪些检查?

(1)X 线检查:常因花费少,检查时间短,并且可清晰地显示肱骨头与关节盂的位置,常作为肩关节前脱位的首选检查,可初步判定病情。

(2)CT:可进一步明确脱位后肱骨头的位置,进一步评估骨性损伤。

(3)核磁共振(MRI):可进一步评估肩关节软组织的损伤,减少肩袖损伤、Bankart 损伤等疾病的漏诊率。

18 肩关节前脱位患者是否需要及时复位?

肩关节前脱位一经确诊,应及时复位。这不仅可在早期恢复关节的生理功能,也可以减少因脱位造成的对周围组织的压迫,减小神经、血管损伤的风险。肩关节可经闭合手法复位治疗(如悬垂法)取得满意的疗效,但有时需要在麻醉下完成。

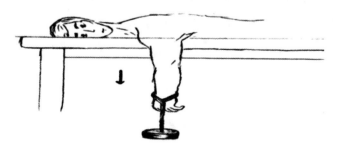

图1-7 悬垂法

对于闭合复位失败的患者,肩关节前脱位合并有神经、血管、肩袖损伤的患者,或脱位合并骨折的患者,应采取手术治疗。

19 肩关节前脱位经手法复位后如何固定?

肩关节前脱位手法复位后,应将上肢内收于胸前,用三角巾悬吊患肢,并将患侧上臂与胸壁固定3~4周,以利于损伤组织的修复,并减少复发性脱位的机会。40岁以下的患者宜制动3~4周;40岁以上的患者可相应缩短时间,因为年长的患者因长时间固定而导致肩关节僵硬现象较年轻患者常见。

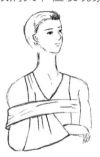

图1-8 肩关节固定方法

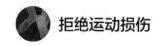

20 肩关节前脱位患者如何进行功能锻炼？

肩关节前脱位患者在治疗后，开展功能锻炼应该循序渐进，不应操之过急。有些患者常未到解除固定时间，就忍痛开始功能锻炼，殊不知这样做常常导致未完全修复的组织再次损伤，导致更多的瘢痕粘连，加重关节的活动障碍。正确的做法应该是：待解除固定以后开始功能锻炼，逐渐增加活动度，慢慢撕开粘连，直至关节活动的最大限度。

21 什么是肩关节后脱位？

肩关节后脱位是指肱骨头相对于关节盂向后错位，造成肱盂关节的不匹配，从而影响肩关节的活动。根据肱骨头脱位后所处的位置可进一步分为：肩峰下脱位（最常见）、后方盂下脱位、肩胛冈下脱位。当肩关节后脱位时，常合并肩关节的其他损伤，例如，关节囊、盂唇的损伤，肱骨近端骨折等。

在日常生活中，肩关节后脱位较肩关节前脱位少见，发生率并不高。最常见的原因是创伤、暴力，当肩关节处在内收、内旋位时，肩关节受到向后的外力作用，常使肱骨头向后脱出。此外，当患者癫痫发作或者电休克时，由于肩关节后方肌肉痉挛，也会造成肩关节后脱位。

肩关节后脱位时，肩关节的体征不如前脱位的典型，常无特异性体征，也未必会出现肩关节的绞索症状。常常表现为肩关节的后方隆起，疼痛，活动受限，弹性固定于受伤时的体位。

22 怎样判断是肩关节后脱位？

肩关节后脱位有诊断陷阱之称。由于不典型的临床症状、体检及诊断的经验缺乏，增大了肩关节后脱位的漏诊率。所以，在判断肩关节后脱位时，应进行详细的、系统的检查。要询问外伤史及受伤时肩关节所处的位置，排除有无癫痛发作史及电击治疗史;结合临床症状及辅助检查来进行诊断。X 线:常规的肩关节正位片常无明显表现,故应拍摄特殊体位的 X 线片来观察肱骨头的形态,如肩胛面正位片。CT:肩胛侧位、腋位患者,CT 可明确脱位的方向,脱位的程度以及进一步评估骨性损伤,故在高度怀疑那关节后脱位时,可行 CT 检查,来明确诊断。MRI:可进一步评估肩关节软组织的损伤,提高关节囊、盂唇损伤的诊断率。

23 怎样治疗肩关节后脱位?

一旦确诊为肩关节后脱位,应及时就诊。尽早的专业复位是必要的! 这不仅可及时减缓伤者痛苦,而且可以减少肩关节不稳的发生。肩关节后脱位首选在麻醉下进行手法闭合复位治疗,复位成功后,可用三角巾于后伸、中立位固定于胸侧 3 周。必要时可行肩人字石膏或治具固定。对于闭合复位失败,或伴肩关节其他损伤的患者依据病情可选择手术治疗。

24 肩关节后脱位患者何时开始功能锻炼?

肩关节后脱位的康复原则和肩关节前脱位一样,应在 3 周解除固定后采取功能锻炼,遵循循序渐进的原则,切勿忍痛锻炼,否则会增加肩关节不稳的风险。在固定期间,可适当地进行手指、腕关节功能锻炼,防止因长时间固定而造成其他关节僵硬。

25 什么是肩周炎?

肩周炎是因肩关节周围的关节囊、肌肉、肌腱、滑囊的慢性损伤而导致的无菌性炎症。因其常表现为肩关节活动受限,故又称冻结肩。

肩部疼痛和活动受限是肩周炎的主要症状。早期可明确指出肩关节某一处的疼痛,常和特定的姿势、动作有关。随后疼痛的范围逐渐扩大,后期呈弥漫性疼痛,不能明确指出疼痛点,甚至影响夜间睡眠。

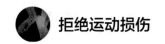

患者后期常伴肩关节活动受限,以肩关节外展、外旋、后伸受限最为明显。常因增加活动范围引起剧烈疼痛。严重时梳头、穿衣、洗脸、叉腰等动作均难以完成。

肩周炎好发于40~50岁的中、老年人群,故又称为"五十肩"。男性多于女性,左侧多于右侧,也可以是两侧先后发病。

随着社会的发展,该病越来越趋于年轻化。电脑族、体力劳动者、工作姿势长期不正确的人群、喜欢跨单肩包的女士及运动狂人,都是这种疾病的高危人群。

26 怎么得知自己患了肩周炎?

肩关节的查体是非常有必要的。通常对于肩周炎患者来说,肩关节的主动活动范围和他人辅助的被动活动范围是一致的,即主、被动活动一致表现。这也是肩周炎和肩袖损伤的最大区别。

对于有些患者,肩关节 X 线可显现出相关的阳性征象,如肩峰下滑囊的钙化症。随着医疗技术水平的提升,越来越多的检查手段应用于临床,MRI、CT、肩关节造影技术对此病的诊断提供了非常大的参考价值。

27 肩周炎能自愈吗?

肩周炎有其自然的病程,有自愈的倾向。对于大多数患者来讲,坚持循序渐进的康复锻炼能获得较好的恢复效果。

28 肩周炎的保守治疗方法有哪些?

肩周炎患者可以通过减少肩关节活动度来减轻肩关节的疼痛。但无论病程长、短,病情轻、重,都应行肩关节的主动的活动度功能锻炼,以防肩周组织进一步萎缩、粘连。必要时,可借助他人辅助进行被动的活动度功能锻炼。但应以不引起活动时剧痛为限。

肩周炎的保守治疗除功能锻炼外,主要是针对疼痛的对症治疗。包括口服消炎镇痛药物,痛点局部注射糖皮质激素等。

29 哪些肩周炎患者需要手术治疗?

对于症状持续且严重的患者,保守治疗无效的患者,可在麻醉下行手法治疗或关节镜下松解粘连术。

30 特殊人群的肩周炎该怎么治疗?

患有肩周炎的孕妇要避免吃一些对身体和胎儿不利的药物。可以进行局部的热敷、按摩、针灸等方法,并且适当地进行一些康复训练;也可以使用一些外用的膏药缓解疼痛。但要严格遵循医嘱,避免用药过量。

31 八段锦能预防肩周炎吗?

中医八段锦对肩周炎有很好的治疗和预防作用,但应注意锻炼的时间和强度,避免发生疲劳性损伤。

八段锦的具体锻炼方法:

(1)屈肘甩手:患者背部靠墙站立,或仰卧在床上,上臂贴身、屈肘,以肘点作为支点,进行外旋活动。

(2)手指爬墙:患者面对墙壁站立,用患侧手指沿墙缓缓向上爬动,使上肢尽量高举,到最大限度,在墙上作一记号,然后再徐徐向下回原处。反复进行,逐渐增加高度。

(3)体后拉手:患者自然站立,在患侧上肢内旋并向后伸的姿势下,健侧手拉患侧手或腕部,逐步拉向健侧并向上牵拉。

(4)展臂站立:患者上肢自然下垂,双臂伸直,手心向下缓缓外展,向上用力抬起,到最大限度后停10分钟,然后回原处。反复进行。

(5)后伸摸棘:患者自然站立,在患侧上肢内旋并向后伸的姿势下,屈肘、屈腕,中指指腹触摸脊柱棘突,由下逐渐向上至最大限度后停住不动,2分钟后再缓缓向下回原处。反复进行,逐渐增加高度。

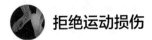

（6）梳头：患者站立或仰卧均可，患侧肘屈曲，前臂向前向上并旋前（掌心向上），尽量用肘部擦额部，即擦汗动作。

（7）头枕双手：患者仰卧位，两手十指交叉，掌心向上，放在头后部（枕部），先使两肘尽量内收，然后再尽量外展。

（8）旋肩：患者站立，患肢自然下垂，肘部伸直，患臂由前向上向后画圈，幅度由小到大，反复数遍。

32 什么是肩袖？

肩袖是由肩胛下肌、冈上肌、冈下肌及小圆肌的肌腱在肱骨头前、上、后方形成的袖套样结构。就像人们平时穿衣服时，包绕肩部的袖子一样。肌腱的末端与关节囊和肩关节及其韧带结构最终融合，止于肱骨大、小结节。

肩袖有 2 个主要功能：

（1）维持肩关节在静止和运动时的稳定性：越来越多的研究表明，在肩关节稳定性中，肩关节骨性结构对其稳定性的作用很小，而软组织平衡起到了相当大的作用，特别是在运动过程中，提供了动态性稳定。在运动过程中，肩袖可以抵消肩关节周围其他肌肉潜在引起肩关节失稳的趋势，也就是说，肩袖组织将肱骨头紧紧地压在关节盂上，提供了肩关节旋转轴心的稳定。

（2）保证肩关节的运动：肩胛下肌收缩可辅助肩关节内旋；冈上肌、冈下肌及小圆肌可辅助肩关节外旋。

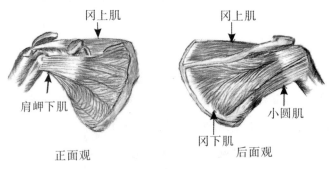

图 1-9　肩袖示意图（组成肩袖的肌肉）

33 肩关节慢性疼痛伴活动受限一定是肩周炎吗？

答案是否定的。过去人们总认为肩关节慢性疼痛，伴活动受限就是肩周炎，但一些患者经过治疗后，效果往往不理想。这是因为人们对疾病的认识还不够，进入了误区。随着医疗技术水平的提高及人们对疾病了解的不断深入，肩关节疼痛的另一层神秘的面纱——肩袖损伤被慢慢地揭开。肩袖损伤是由于各种内在、外在的因素引起的以肩关节疼痛及关节功能受限为主的疾病，长期的慢性疼痛会严重影响患者的生活质量。

34 什么原因会造成肩袖损伤？

肩袖损伤的病因尚无明确的定论，但主要是以肌腱的退变学说和撞击学说为主。总体上讲，由于肌腱的退变和其解剖学上特有的缺血区造成肩袖质量的改变，就像朽木不能雕刻一样，本身的性质发生了改变，加之撞击和创伤加速了肩袖的退变和断裂的发生，所以肩袖的损伤常常是由多种因素共同导致的。近年来，把创伤作为肩袖损伤最常见的原因已得到了广泛的认可，其包括交通伤、运动伤、职业劳损等各个方面。

35 肩袖损伤的好发人群及常见表现有哪些？

随着人们对疾病认识的深入，越来越多的肩袖损伤被人发现，肩袖损伤在中老年患者及肩关节创伤中较为常见，也常见于长期从事投掷运动（如标枪、铁饼、铅球）的运动员。因为人们的优势上肢几乎参与所有的日常活动，所以肩袖损伤好发于患者的优势上肢。

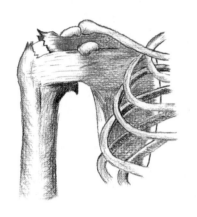

图 1-10　肩袖损伤示意图

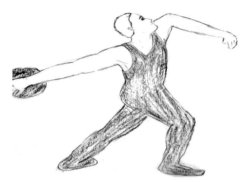

图 1-11　投掷运动

疼痛是大多数肩袖损伤患者的最常见症状,尤其是夜间痛常为其典型症状,休息时常常伴随不能侧卧。疼痛一般局限于肩周,常感觉肩关节前方疼痛,有时可伴肘部放射痛;活动时疼痛加重,如搬运重物,做手臂过顶动作等。如合并肩峰下滑囊炎时,常表现为顽固性疼痛;患者因肩关节疼痛而拒绝活动,长期会导致肌肉萎缩,肌力下降,出现上举、外展、后伸无力。多数患者出现被动活动范围正常,而主动活动范围减小的不一致表现,即主、被动活动不一致表现;肩关节在活动时,有时会伴摩擦感;肩袖的巨大撕裂也可造成肩关节稳定性下降。

36 怎样判断是肩袖损伤?

肩袖损伤的患者常伴急、慢性损伤史,在判断过程中,首先应仔细询问外伤史及职业史。其次结合辅助检查来进行诊断:①X 线对于肩袖损伤诊断常无特异性,可用来评估肩关节的骨性结构及间接的评估肩袖的损伤;②肩关节造影术是常用的影像学之一,特别是全层肩袖损伤有较高的准确性及敏感性,但对部分肩袖损伤的诊断较差;③MRI 是目前诊断肩袖损伤最常用的方法,对于诊断肩袖损伤常有较高的价值;④B 超具有无创、可重复性、费用低等优点,但依赖于操作者的技术;⑤肩关节镜是肩袖损伤的诊断方法,也是肩袖损伤的治疗方法。

37 保守治疗能否治愈肩袖损伤？

对于肩袖损伤的患者,可依据患者不同的病情,可采取不同的治疗方案。对于年龄大、基础疾病较多、不能耐受手术的患者,可以通过休息制动,三角巾悬吊 2～3 周,局部理疗关节腔注射药物,功能性活动,肩袖的强化性锻炼等系统的保守治疗方案来缓解患者症状,恢复肩关节活动范围。但是对于肩袖损伤来说,无论是全层撕裂,还是部分撕裂,都很难自愈。所以,保守治疗只是缓解症状,恢复肩关节的活动度,而不是治愈肩袖损伤。

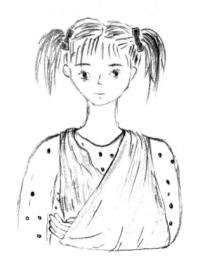

图 1-12 三角巾固定

38 哪些肩袖损伤患者应该采取手术治疗？

对于大多数无手术禁忌证或经 6 周保守治疗无效的患者,常常选择手术治疗。目前手术的方式可分为开放手术、肩关节镜手术。随着医疗技术水平的发展,越来越多的患者获得了良好的治疗效果。

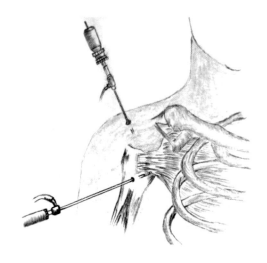

图 1 – 13　肩关节镜手术

39　肩袖损伤患者手术治疗后如何进行康复锻炼？

（1）因为腱 – 骨愈合需要 6 ~ 8 周，所以术后需佩戴支具 6 ~ 8 周。

（2）6 ~ 8 周内禁止做剧烈运动，在此期间避免主动活动，可以在保护下进行适当的功能锻炼。

（3）去除支具后，应尽早开始功能锻炼，避免长期制动引起的关节粘连。

值得关注的是，影响术后康复的因素有很多，例如：糖尿病的患者，组织愈合能力差；断裂部位的不同，术后早期功能锻炼的方式也不同。我们应当遵守康复锻炼的原则，制订详细的、适合每个患者的康复方案，这样才能获得良好的治疗结果。

上臂钟摆运动、前臂支撑排爬墙运动、三角肌的力量锻炼、全关节的活动度锻炼等都是康复锻炼中常用的锻炼方法。

总之，对于肩袖损伤的患者来说，早期的就医、正确的诊断、正规系统的治疗及康复锻炼是治疗肩袖损伤的重点。反之，长期的肩袖病变会导致肩关节的不稳及关节的挛缩。

40 什么是肩关节不稳？

肩关节是人体活动度最大的关节,在生理状态下,肩关节的关节囊、周围韧带、盂唇为肩关节提供了稳定性,并允许肱骨头相对于关节盂有一定量的位移,使人们得以完成日常生活动作,甚至完成一些极限动作。但在一些病理状态下,由于肩关节过度松弛,导致肩关节的活动障碍,我们称这种情况为肩关节不稳。肩关节不稳按其方向可分为:肩关节前方不稳、肩关节后方不稳、肩关节多向不稳。

41 什么是肩关节前方不稳？

肩关节前方不稳是指肩关节前方的稳定性丧失。复发性肩关节前脱位就是肩关节前方不稳的主要体现。据相关研究报道,20 岁左右初发肩关节前脱位的患者,复发率可高达 90% ~ 95%。在日常生活中,大多数肩关节前方不稳常由创伤性因素引起,当肩关节处于外展、外旋位时摔倒或受到向前的暴力,使肩关节前脱位,引起肩关节前方稳定结构的损伤,例如:滑板运动,橄榄球运动。因为受伤过程不同,造成疾病的表现不一样,治疗方案也不尽相同,故在日常临床诊治的过程中,首先要明确肩关节不稳患者的受伤过程。在临床工作中,常见的导致肩关节前方不稳定的疾病有 Bankart 损伤、Hill – Sachs 损伤、SLAP 损伤。

42 什么是 Bankart 损伤？

1923 年,国外学者 Perthes 和 Bankart 将这种肩关节前脱位,合并关节囊 – 韧带 – 盂唇复合体损伤的疾病,系统地称为 Bankart 损伤。当这种 Bankart 损伤合并肩关节前方或前下方关节盂骨折时,我们称之为骨性 Bankart 损伤。这种损伤使得关节盂的形态结构发生了改变,加重了肩关节前方的不稳定,是造成复发性肩关节脱位和习惯性前方不稳定的重要因素。

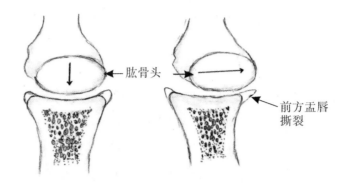

图 1-14　Bankart 损伤示意图

肱骨头

前方盂唇撕裂

Bankart 损伤的患者常表现为肩关节前侧间隙疼痛,特别在肩关节外展、外旋位时疼痛明显;当肩关节处于极度外展、外旋位时,轻微的外力即可造成肩关节前脱位,并出现关节畸形,功能障碍。

43　Bankart 损伤是怎样发生的？ 会对肩关节造成什么影响？

在日常生活中,Bankart 损伤常由创伤因素引起。当外伤导致肩关节前脱位,使得肩关节前下方的关节盂、韧带发生撕裂,关节囊发生塑性变形(即关节腔的过度松弛),继发性损伤了肩关节前侧的稳定结构(即关节囊－韧带－盂唇复合体损伤),导致肱骨头相对于肩胛盂向前侧的位移增大,从而增大了肩关节前脱位的发生率。

44　Bankart 损伤好发于哪些人群？

Bankart 损伤好发于青壮年,40 岁以上少见,男性多于女性。据相关研究表明,年轻人发生肩关节前脱位时,肩关节前部的关节囊－韧带－盂唇复合体损伤率可达到 100%,特别是年轻的运动员,更应该关注此病的发生;老年患者发生肩关节前脱位时,Bankart 损伤发生率较低,而肩袖损伤的发生率较高。

45 怎样判断是 Bankart 损伤？

绝大多数患者有明确外伤史和首次脱位史，所以在诊断 Bankart 损伤时，首先应仔细询问外伤史。其次影像学检查对于诊断 Bankart 损伤有重要意义。① X 线：评估肩关节是否有脱位，并且可以发现前方或者前下方关节盂的骨折；② CT：对于诊断骨性 Bankart 损伤有较高的准确性和特异性，可以准确地评估骨性损伤；③MRI：对于诊断肩关节前方软组织损伤有较高的准确性，如对关节囊、韧带、盂唇损伤的诊断。

46 Bankart 损伤应该采取手术治疗，还是保守治疗？

无论是 Bankart 损伤还是骨性 Bankart 损伤，都应遵循恢复肩关节前侧稳定性的原则来积极治疗，并且此种损伤非手术治疗效果欠佳。尤其是对于引起肩关节疼痛并造成反复性肩关节脱位的 Bankart 损伤或骨性 Bankart 损伤，常通过肩关节镜进行手术治疗，获得了满意的效果。

对于合并严重基础疾病，无法耐受麻醉及手术者，可给予保守治疗，主要是加强肩关节周围肌肉的力量，从而维持肩关节的稳定性。但对于初次肩关节脱位造成单纯性 Bankart 损伤的患者，行手术治疗尚有争议，有些患者经保守治疗获得了良好的治疗效果。有相关报道指出，经保守治疗后，仍有较高的复发性脱位的风险。

47 什么是肩关节后方不稳？

由于外力或疾病的作用，造成肩关节后方稳定结构受到破坏，引起关节后方的松弛，引起肩关节向后方的半脱位，这种半脱位常会加速肩关节的退行性变，进一步影响肩关节功能。这种肩关节后方组织的松弛及功能障碍被称为肩关节后方不稳定。

疼痛是肩关节后方不稳时的主要表现，常表现为肩关节后方疼痛或肩部弥漫性疼痛；在患肩的运动过程中，当半脱位的肱骨头回纳到关节盂内时，会发生

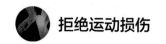

弹响。肩关节在特定体位时,常自感肩关节脱位而恐惧。

48 肩关节后方不稳是怎样发生的?

肩关节后方不稳常常是因为创伤引起的,肩关节后方的关节囊及肩袖组织在维持肩关节后方稳定中起着重要作用。日常生活中,当肩关节处在前屈、内收、内旋位时,受到向后方的暴力,引起肩关节后脱位,从而破坏肩关节后方的稳定结构。例如:骑摩托车时发生交通事故,由于上肢的特殊体位,常引起肩关节后方不稳定。还有学者认为,电击和癫痫也是诱发肩关节后方不稳的因素,当遭受电击或癫痫发作时,肩背部后方肌肉持续性痉挛,造成肩关节的后脱位,从而引起后方稳定结构的破坏。

肩关节后方不稳一般不会影响日常的生活和工作,只是在参加一些体育运动时会出现问题。因此,对于肩关节后方不稳的患者,需要尽量避免某种特定的动作,减少更严重的损伤发生。

49 肩关节后方不稳好发于哪些人群?

肩关节后方不稳好发于上臂长期保持前屈、内收、内旋的运动员,如橄榄球运动员、举重运动员、足球运动员。尤其在足球运动中,前锋较其他位置的球员的发病率高。

50 肩关节后方不稳的患者都需要手术治疗吗?

答案是否定的。对于肩关节后方不稳的治疗,首选保守治疗,通过康复锻炼,超过80%的患者都可以取得良好的疗效。康复锻炼不仅要教导患者避免引起后方半脱位的动作,还要加强后部肌肉骨的稳定锻炼,重点是在适当的范围内进行肩袖的强化锻炼,如外旋肌与三角肌后部的肌力练习。肩胛胸壁关节的强化稳定锻炼也是必不可少的。通过加强外周肌肉力量来稳定肩关节,就像我们日常用绳子捆绑东西一样,绳子绑得越紧,则东西固定得越紧。

对于保守治疗无效的人群,上臂长期处于前屈、内收、内旋的人群及渴望恢复到从前水平的运动员需要手术治疗。

51　肩关节后方不稳的术后治疗都有哪些?

术后应给予肩关节外旋20°位固定6周,防止关节过度内收;6周去除固定后开始康复锻炼。早期尽量避免术区存在张力,逐步增加肌力,改善关节的稳定性,恢复关节的活动度。

52　什么是肩关节多向不稳?

由于肩关节的过度松弛,引起肩关节向前、向后、向下出现多方向不稳定,出现一个方向以上的肩关节脱位或半脱位,从而影响肩关节的运动受限,称为肩关节多向不稳。

肩关节多向不稳的患者常常表现为轻微疼痛,疼痛位置多不明确,偶尔会出现不能忍受的剧烈疼痛,患者常因首次剧痛就诊。肩关节脱位或半脱位的方向常和肩关节主要不稳的方向有关。由于肩关节的特殊解剖结构所致,前脱位常见;患肩在做上举及下落的动作时,患侧肩胛骨的运动轨迹和健侧不对称,甚至可表现为肩胛骨的运动障碍;当嘱患者做推墙动作时,可以明显地观察到翼状肩(即肩胛骨内侧缘翘起)。

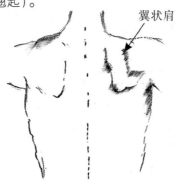

翼状肩

图1-15　翼状肩

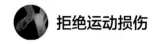
53 怎样治疗肩关节多向不稳?

肩关节多向不稳的治疗主要以手术治疗为主,旨在减少关节囊容积、限制肱骨头过度活动、降低肩部肌肉的负荷。可采用开放性手术或关节镜手术进行治疗,但单纯手术治疗效果不理想,往往需要系统化的治疗方案来进行诊断及治疗。

54 肱二头肌长头腱断裂好发于哪些人群?

常见于老年患者,断裂部位常见于肌腱穿出关节囊处或腱腹结合处,常表现为慢性损伤。对于老年人来讲,随着年龄的增大,肱二头肌长头腱在长期的肩部活动中反复遭受摩擦,导致肌腱发生退行性变,也就是我们常说的"老化",当受到轻微外伤或肱二头肌用力收缩时,肌腱即可发生病理性断裂。由于老年人的肱二头肌长头腱的断裂对功能的影响并不是很大,一般可不行特殊治疗。

肩关节前方肿胀、疼痛,部分患者的疼痛症状不明显,亦可无明显的肩关节活动障碍。由于近端的肌腱断裂,肌肉断端的回缩,于上臂中部高高隆起,故又称大力水手症。

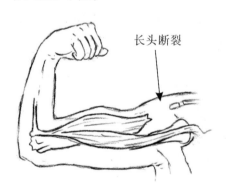

图 1 - 16　肱二头肌长头腱断裂示意图

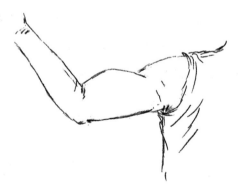

图 1 - 17　大力水手症

肩关节损伤的护理和预防

1. 肩关节损伤后会有哪些异常表现?

肩关节损伤后早期常常出现关节肿胀、疼痛。肩关节脱位患者常伴有局部畸形,关节活动受限、弹性固定等。如果有肌腱断裂、肩袖损伤、盂唇损伤,晚上则可能出现活动困难、无力上举、肩关节创伤性僵硬。年轻患者初次出现肩关节脱位后,未经治疗可能会演变成习惯性脱位。脱位次数越多,关节稳定性越差,会影响日常生活。

2. 轻度肩关节损伤患者如何护理?

1) 急性期(24～48 小时内)

(1) 休息:适当休息可以减轻疼痛。让肩关节处于放松状态。

(2) 妥善固定:损伤的一侧关节制动。可用丝巾、纱布、绷带等将患肢固定,保持关节稳定,使受损的组织有充足的时间恢复,避免加重损伤。

(3) 消肿止痛:使用双层毛巾包裹冰袋敷于患处,保持 20 分钟左右,到时间后取下冰块休息 20 分钟。如此交替进行。

(4) 抬高患肢:夜间平躺后,将有损伤的一侧上肢及肩部整体抬高,高于心脏水平,保持患肢关节功能位,促进静脉回流,减轻肿胀。

治疗目标:尽快减轻肩关节疼痛、肿胀,避免肩关节过度活动加重损伤程度。

2) 缓解期(48 小时后)

(1) 热疗:使用正常皮肤可接受的温水毛巾进行局部热敷,可减轻肌肉痉挛引起的疼痛。

（2）功能锻炼：肩部固定期间要活动肘、腕手指关节，待疼痛肿胀缓解后，用健侧手缓慢推动患肢行外展与内收活动。活动范围以不引起患侧肩部疼痛为限。

治疗目标：使肌肉松弛，避免关节僵硬和肌肉萎缩；促进血液循环，使淤血和渗出液迅速消退，减轻炎症。

3）康复 1 期：护理要点及功能锻炼（0~3 周）

（1）经常检查固定丝巾或者纱布的松紧度，定时观察患肢远端血运、桡动脉搏动、皮肤颜色、温度、感觉和活动情况等，如出现患肢青紫、高度肿胀、疼痛加剧、感觉麻木等情况应及时就医处理。

（2）在固定期间，避免损伤皮肤。对于皮肤感觉障碍的肢体，防止烫伤和冻伤。

（3）肩部固定期间，以被动练习为主，不可主动活动肩关节。

（4）在肩关节无张力状态下托手屈肘锻炼、屈腕及手的握力练习，每天锻炼 4~5 次，每次坚持 2~3 分钟。

4）康复 2 期：护理要点及功能锻炼（3~6 周）

解除固定后进行康复锻炼，要主动进行肩关节的各向活动，如钟摆练习、爬墙练习、前屈上举。

（1）钟摆练习：身体前倾，健侧手扶于一固定物上，患侧手自然下垂，以患侧肩部为轴绕圈子。

（2）爬墙练习：患侧手指沿墙缓缓向上爬，使上肢尽力高举，达到最大限度，在墙上做一标记，然后再徐徐向下回原处。反复进行，逐渐增加高度。

（3）前屈上举：患者站立，健侧手扶患侧肘部，在患肢不用力的情况下，由健侧手用力使患肢尽可能地上举达到最大限度，坚持 30 秒。

治疗目标：增强和恢复肌肉力量及关节功能。

以上就是肩关节损伤后应注意的护理措施。一旦患了这种疾病，一定要及时进行处理,才有助于疾病尽快恢复。

中重度损伤护理比较复杂,因为中重度损伤往往需要到医院由专科医生来处理,可能需要支具或石膏外固定,也可能需要手术治疗。护理措施需要根据医生采取的不同治疗方法来进行。

3. 肩关节损伤如何预防?

治病不如防病。保护肩关节,应遵循以下几点:

(1)不要贪凉:关节受凉后肌肉韧带挛缩,容易导致损伤,所以应该对肩关节防寒保暖,可以进行肩关节热敷以促进血液循环,缓解疼痛,也可选择洗热水澡,松弛紧张的肌肉,去除一天的疲劳。

(2)不要突然用力:肩关节囊和关节周围软组织承受着上肢的压力和运动,如果突然受到超负荷的外力,容易导致肩关节损伤,应该在用力之前先活动一下肩关节,再缓慢使劲。

(3)避免"过头动作":如棒球、网球、吊单杠、自由泳等。还有一些运动中的特殊动作,如羽毛球中的劈杀动作、乒乓球中的拉弧圈动作等也容易导致肩关节损伤。在运动时,要掌握正确的运动姿势,避免不必要的损伤。

(4)不要久坐:"低头族"和长时间伏案工作就是典型的姿势改变,应工作 60 分钟左右起立,舒展腰肢、转动头颈、舒适肩关节 15 分钟。宜保持"站如松、坐如钟、行如风"的正确姿势,挺胸抬头,使肩关节回归正常位置。

第二章
肘关节损伤

1 什么是肘关节脱位？

肘关节是前臂和上臂重要的连接结构,在全身大关节脱位中,肘关节脱位发生率较高(约占50%)。肘关节脱位多由创伤引起,常属于运动伤或跌落伤。暴力的传导和杠杆作用是引起肘关节脱位的基本外力形式。由于暴力的性质、大小、方向不同,肘关节脱位的类型较多,有时会合并肘关节骨与周围韧带的损伤,加大了病情的复杂程度,给治疗增加了难度。

2 什么是肘关节后脱位？

肘关节后脱位是指尺骨、桡骨相对于肱骨远端向后方发生移位,形成肘关节的不匹配,造成肘关节的活动障碍。肘关节后脱位之所以是最常见的肘关节脱位类型,是因为肘关节的前、后方只有关节囊附着,并无韧带加强,加之由于尺骨前方抗向后滑移的能力较差,故肘关节更易向后方脱位。

跌倒时手掌着地,肘关节处于半屈曲位,暴力沿前臂传导,当暴力集中于肘关节时,引起肘关节过度伸直,肘关节前方起到了杠杆作用,使得肱骨远端向前移位,尺骨鹰嘴向后移位,造成肘关节后脱位。

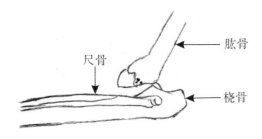

图2-1　肘关节后脱位示意图

肘关节后脱位的患者常常表现为肘关节局部的疼痛、肿胀、畸形;弹性固定于半屈接近于伸直位,活动受限;肘后三角关系的改变,肘后方空虚,肘尖向后

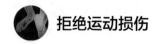

明显突出。

3 怎样判断是肘关节后脱位？

患者常常有外伤病史，应仔细询问病史；关节脱位时首选 X 线检查；CT 是对脱位伴关节内骨折及关节周围骨折进一步了解病情的检查手段；MRI 可进一步评估肘关节周围软组织的情况。

4 肘关节后脱位该如何治疗？

绝大多数的单纯性肘关节后脱位，采用手法复位即可获得满意疗效，一般不会发生肘关节不稳及复发性肘关节脱位。但对于手法闭合失败的患者、肘关节脱位伴骨折的患者，则需要切开修复。

5 为什么有些肘关节后脱位患者需要急诊手术治疗？

在肘关节前方有着上肢重要的神经和血管——正中神经和肱动脉，少数肘关节后脱位患者，会伴有神经、血管的损伤。

当肘关节发生后脱位时，由于肱骨远端向前方顶起，对肱动脉造成压迫，故有时不能触及动脉搏动，但当关节复位后，动脉血流可恢复；对于那些关节复位后血液循环仍不能恢复的患者，需要急诊手术治疗，否则会造成前臂的缺血性坏死。

若患者出现正中神经支配区域感觉及运动功能下降，常提示神经损伤，应及早手术探查。

6 肘关节后脱位复位后，需要长时间固定吗？

肘关节固定超过 2 周时，韧带及周围其他软组织可能会发生挛缩，造成肘关节活动障碍，影响人们的日常活动。所以，并不是固定时间越长，对疾病越有利。2 周后可去除支具，进行主动锻炼，防止关节僵硬。

7 什么是肘关节前脱位？

肘关节前脱位是指尺、桡骨相对于肱骨远端向前方发生移位，形成肘关节的不匹配，造成肘关节的活动障碍。

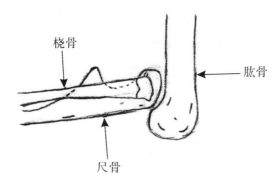

桡骨

肱骨

尺骨

图2-2 肘关节前脱位示意图

肘关节前脱位是由于直接或间接暴力引起，但主要的致病因素为直接暴力。当肘关节处在屈曲位时，暴力直接作用于前臂后方，使得肘关节向前脱位。当跌倒发生时，由于身体重心偏移，使肘关节发生旋转，间接使肘关节向前脱位。

具体表现为：患肢前臂缩短，肘关节明显畸形、肿胀，前臂常位于旋后位，肘前皮肤隆起，肘关节活动障碍；若合并肱动脉损伤，常合并前臂及手部缺血表现；若合并神经损伤，常合并对应损伤神经所支配区域的感觉、运动功能障碍；若合并骨折，常常可有明显骨摩擦音及骨擦感。

8 怎样判断是肘关节前脱位？

肘关节前脱位的患者常有肘关节的外伤史，多为高能直接暴力损伤，应仔细询问病史。X线常作为首选检查；必要时可行 CT 检查，CT 对于评估肘关节骨折有重要意义；MRI 可了解肘关节周围软组织损伤情况，但一般不作为常规检查。

9 怎样治疗肘关节前脱位？

在临床治疗中,肘关节前脱位很少见。一旦发生了肘关节前脱位,还要密切关注肘关节的其他损伤,如骨折、神经血管损伤等。所以,肘关节前脱位常常需要手术治疗。对于肘关节的治疗,首先应评估患肢骨折的严重程度及神经、血管损伤情况,对于单纯性肘关节前脱位患者,可采取手法复位,并外固定支具固定患肢 3 周;若出现严重神经、血管损伤的患肢或开放性骨折者,建议急诊手术治疗。

10 什么是肘关节侧方脱位？

肘关节受到侧方暴力时,造成肘关节内、外侧关节囊及周围韧带不同程度的损伤,肱骨远端相对于前臂向内侧或外侧发生移位,造成肘关节的内、外侧脱位,影响关节活动。

肘关节侧方脱位的患者常表现为肘关节疼痛、肿胀;肘关节的关节间隙增宽,常伴关节活动障碍。但是有些肘关节外侧脱位的患者可有一定程度的屈伸活动。

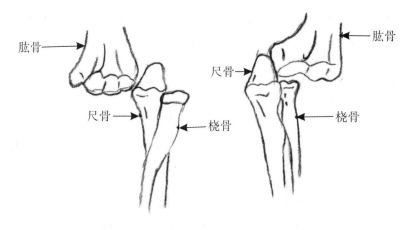

图 2-3 肘关节内、外侧脱位示意图

11 肘关节内侧脱位和外侧脱位对肘关节造成的损害大小如何？

肘关节内侧脱位，常表现为半脱位而不是完全脱位，脱位时内侧组织的损伤程度较轻。而肘关节外侧脱位时，常伴有广泛的软组织损伤，对肘关节造成的损伤较重。

12 怎样判断是肘关节侧方脱位？

肘关节侧方脱位的患者常有明确的外伤史，应仔细询问病史。X 线为首选检查，常提示肘关节脱位或半脱位。CT 可进一步明确脱位情况，尤其是对于肱骨内、外侧髁的撕脱骨折的诊断有非常重要的意义。MRI 可了解肘关节周围软组织损伤的情况，但一般不作为常规检查。

13 肘关节侧方脱位该如何治疗？

对于单纯性肘关节内、外侧脱位的患者，常常可采用手法复位的保守治疗方案。但在复位的过程中，不仅要纠正侧方脱位，还要避免复位时造成后方移位，以免加重损伤。

复位后应用石膏托或支具固定 3 周；3 周拆除石膏托后才能行进行肘关节主动锻炼，但短期内不能做剧烈活动。

14 为什么有些肘关节脱位患者需要手术治疗？

有些肘关节脱位患者因软组织嵌顿在关节间隙内，或伴发撕脱骨折，导致小骨折片嵌顿在关节间隙内，常会影响关节复位，所以需要手术治疗。当肘关节复位后，不能维持复位的患者，常提示肘关节周围组织损伤严重，也需要手术治疗，重建肘关节的稳定性。

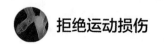
15　桡骨小头半脱位好发于哪些人群？

　　桡骨小头半脱位是小儿日常多见的肘部损伤，又称牵拉肘，多发生在1~4岁儿童。儿童处于生长发育阶段，其肘关节的韧带、肌肉、骨骼发育不完全，关节囊较成人的松弛。当肘关节处于伸直位时被牵拉，桡骨小头易从环状韧带撕裂处脱出，易将松弛的环状韧带及关节囊嵌顿在肱桡关节间隙内。

　　日常生活中，儿童常常在玩耍时被牵拉上肢后出现肘部疼痛、哭闹、患肢拒绝取物；患肘常保持在半屈位，前臂呈旋前位（即掌背向上，掌心向下）的被动体位；肘关节局部压痛，局部无明显肿胀、畸形，但可伴前臂旋转受限。但小儿的语言表达能力有限，使得患儿家长常常十分焦急，不知所措。如果有以上损伤过程及表现，提示患儿家长，孩子可能出现了桡骨小头半脱位。

16　怎样判断是桡骨小头半脱位？

　　对于儿童来说，有无牵拉史是诊断该病的主要依据。无牵拉病史的其他损伤，一般不考虑桡骨小头半脱位。故在询问病史时应仔细，查体时有时会触摸到半脱位的桡骨小头。

　　对于关节脱位，常依据影像学辅助检查来判断病情。但桡骨小头半脱位在影像学中常常无明显的病理改变，不能通过影像学去诊断。如果单纯通过影像学来判断有无该疾病的发生，常常容易漏诊。

17　桡骨小头半脱位该如何治疗及预防？

　　闭合手法复位是治疗桡骨小头半脱位的主要方法，即拇指按压突出的桡骨头同时使前臂旋后（掌心向上，掌背向下）。复位成功时，常能听到弹响，患肢可抬起取物。无须特殊固定。告知家长在2周内禁止患儿患肢提拉重物，其他人员也不要再次牵拉患儿患肢。在日常生活中，尽量避免牵拉儿童手腕及前臂是预防该疾病的重点,可降低桡骨小头半脱位的风险。

随着年龄的增长,生长发育的完成,肘关节稳定性会逐渐增加,桡骨小头半脱位的发生率会逐年降低,故不用手术等特殊方法进行干预。

18 什么是陈旧性肘关节脱位?

新鲜脱位未经及时治疗或延误 3 周以上时,称为陈旧性脱位。

关节脱位发生后,关节长期处在非功能位,关节软骨随即失去关节液的营养,随着时间的推移,逐渐萎缩退化并且剥脱。在脱位的间隙内渐渐充满炎性增生组织,造成关节周围组织广泛粘连。脱位时间的长短不同,导致临床症状不一样。严重时可造成患肢僵硬、畸形、活动障碍。

19 陈旧性肘关节脱位的患者是否可以通过手法复位获得满意的效果?

对于陈旧性肘关节脱位的患者来说,软组织挛缩和关节间隙内嵌顿软组织给手法复位带来了极大的困难,常常不能完成复位的过程。但对于处在伤后 3 周左右的患者,可试行闭合复位术。如果不能完成复位,切切勿暴力复位,以免导致更严重的损伤。

20 怎样治疗陈旧性肘关节脱位?

陈旧性肘关节脱位的疗效取决于手术时间的迟早,手术越早,效果越好。治疗陈旧性脱位时应尽可能多地恢复关节功能,恢复肘关节的生理位置,同时还要能增加肘关节的活动范围、稳定性和相应肌肉的力量。手术方法包括关节成形术、关节置换术、关节融合术等。

陈旧性肘关节脱位较新鲜的脱位治疗效果欠佳,虽然能通过手术纠正畸形、改变活动度,但是并不能完全恢复关节的功能,或多或少会存在一些功能障

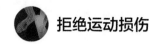

碍。所以,当出现肘关节脱位时,应尽早就医,通过专业的、系统的治疗,获得良好的治疗效果。

21 肱骨外上髁在人体的什么地方?

肱骨外上髁是肱骨的远端外侧的骨性凸起,体表定位在肘关节外侧的稍上方。在屈曲肘关节时,可以触摸到的肘关节外侧的骨性凸起就是肱骨外上髁。它是前臂伸肌肌群的起点。

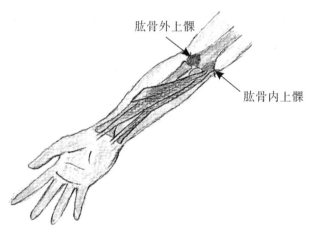

肱骨外上髁

肱骨内上髁

图 2-4 肱骨外上髁示意图

22 什么是肱骨外上髁炎?

肱骨外上髁炎并不是说骨头发炎,而是位于肱骨外上髁的前臂伸肌肌群起点处的肌腱炎。1873 年,由骨外学者 Runge 提出肱骨外上髁炎这一概念,因好发于网球运动员,又被称为"网球肘"。

肱骨外上髁炎好发于 40~60 岁,大都发生在优势上肢,常和患者的工作性质有关。此病起病隐匿,常无肘关节急性损伤病史。

日常生活中经常出现手不能用力握物,特别是提东西、拧毛巾时出现肘部外上侧疼痛,可能已经患上了肱骨外上髁炎。越来越深入,有一些特定职业的人群易发生肱骨外上髁炎,比如乐器演奏家、程序员、纺织工人。

23　肱骨外上髁炎是怎样发生的?

腕关节及前臂反复的过度旋转及牵拉屈伸运动,在运动或特殊工作中,由于不正确的姿势及不适当的装备,使得肌腱被过度牵拉,反复的刺激引起肘关节外侧的肌筋膜炎、滑膜炎甚至肌腱炎,使得肌腱内部轻微撕裂,反复迁延不愈,引起肘关节外上髁的疼痛。

24　怎样判断是肱骨外上髁炎?

肱骨外上髁炎是伸肌总腱起点处的一种慢性损伤性炎症,临床工作中主要根据患者的病史、临床表现及查体进行诊断。该病经常出现在特定人群当中,所以要特别关注患者的个人职业史,如球拍类运动员、程序员。B 超在一定程度上可以帮助进一步明确病情。但 X 线及 MRI 的诊断价值有限,并且 MRI 不作为常规检查。

25　如何治疗肱骨外上髁炎?

据相关文献报道,肱骨外上髁炎为自限性疾病,一般病程在 12 ~ 18 个月之间,90% 的患者可通过保守治疗获得良好的治疗效果,但治疗时间较长,约需 1 年时间。保守治疗包括限制用力握拳、伸腕为主要动作的腕关节活动,局部冷敷,非甾体类消炎止痛药,封闭疗法,按摩、声透疗法等物理疗法。

肱骨外上髁炎和普通的炎症不一样,它是因反复牵拉肌腱致肌腱内部断裂而产生的无菌性炎症,并不是我们常说的感染,所以抗生素不能用于治疗肱骨外上髁炎。

手术治疗多适合用于非手术治疗无效的少量患者,其目的在于切除病变组织,但保留外侧副韧带的稳定性。手术方式大致可分为开放性手术、关节镜手

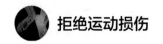
术、经皮松解术。每种术式都可获得满意的疗效,但是,关节镜手术及经皮松解术拥有术后即可行关节功能锻炼,可尽快恢复工作的优势。

26 什么是肘关节外侧副韧带损伤?

肘关节的稳定结构依赖于肘关节的骨性结构及关节囊、韧带等软组织结构。研究表明,肘关节侧副韧带可提供 50% 的稳定性。外侧副韧带就像安全带一样,为肘关节的内翻及旋转运动供了很大的稳定性。当外侧副韧带损伤时,常表现为抗内翻能力减弱,就像安全带断了,不能束缚驾驶员一样。另外,外侧副韧带的张力及外侧副韧带的完整性对肱骨头和桡骨小头的正常对合有一定的影响。当外侧副韧带损伤时,会影响肘关节后外侧旋转不稳定,造成反复性的桡骨小头脱位,从而影响肘关节的旋转功能。

外侧副韧带损伤常提示抗肘内翻能力减弱,肘关节后外侧旋转不稳定。在临床上可表现为局部疼痛,尤其是在肘关节内翻时或负重时、前臂旋后位、肘关节屈曲时,疼痛加重,如让患者坐在扶手椅中,手掌冲内扶着扶手坐起,疼痛加重。也可表现为反复性的肘关节脱位,出现弹响、打软,内翻活动度增加的关节不稳的表现。

肘关节外侧副韧带损伤常由创伤所致的关节脱位引起,也可见于医源性损伤,常和不恰当的重置韧带在外上髁止点有关。

27 怎样判断是外侧副韧带损伤?

对于外侧副韧带损伤的患者应该特别关注有无肘关节脱位史及手术史。患者查体无阳性体征,常常需要在麻醉下进行查体,重新评估病情,激发试验及后外侧抽屉实验阳性常常提示肘关节后外侧旋转不稳定。常规 X 线检查常常无明显异常,故必要时拍摄内翻应力位 X 线片,可观察到关节间隙增宽,严重时可出现桡骨小头半脱位。MRI 可进一步观察软组织情况,但常不作为常规检查项目。目前没有一种临床症状、查体、影像学检查可以确诊该病,只能通过这些诊断依据高度怀疑此病。

28 保守治疗对肘关节外侧副韧带损伤有效吗？

外侧副韧带一旦损伤，非手术治疗效果欠佳。可以通过外侧副韧带修补术、外侧副韧带重建术等手术方式来恢复肘关节的稳定性。

29 外侧副韧带损伤患者如何进行康复锻炼？

术后肘关节制动90°，旋前位固定2周；术后2~6周，佩戴铰链支具调整屈肘角度；术后8周开始功能锻炼，但要避免过度伸展和内翻；术后9个月开始恢复正常运动。

30 肱骨内上髁在哪里？

肱骨内上髁是肱骨远端内侧的骨性凸起，体表定位于肘关节内侧；在屈曲肘关节时，可以触摸到的肘关节内侧的骨性凸起就是肱骨外上髁。尺神经，也就是平时说的"麻筋儿"就从肱骨内上髁后方经过。

31 什么是肱骨内上髁炎？

肱骨内上髁炎和普通炎症并不是一个概念，它是前臂屈肌－旋前肌肌群在肱骨内上髁附着处的慢性累积性损伤导致的慢性无菌性炎症，并不是常说的感染。最早人们发现高尔夫运动员常罹患此疾病，故又称其为"高尔夫球肘"。由于肘关节内侧特殊的解剖结构，也可伴发尺神经炎及内侧副韧带功能不全。

随着对疾病认识的深入，人们发现肱骨内上髁炎并不是单一地发生在高尔夫球运动员中，此疾病好发于长期反复做前臂旋转、屈腕动作的青年人，常见于投掷伤，也可见于其他运动，如保龄球、高尔夫球等。此疾病的发生也和工作性质息息相关，如木工、泥瓦工常较其他工作性质的人员高发。但较其他肘关节

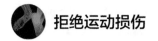
运动系统损伤来说,此病发生率较少。

32 肱骨内上髁炎是怎样发生的?

肱骨内上髁是肘关节内侧许多重要结构的起点,前臂屈肌－旋前肌的起点就是其中之一。当肘关节活动时,尤其是反复做肘关节过头部运动时,肘关节内侧巨大的应力常常被前臂屈肌－旋前肌所承担,长期反复的刺激常常造成肌腱与骨的退行性变,引起肘关节内侧的局部疼痛。

肱骨内上髁炎的患者常无急性损伤病史,无明显诱因起病。表现为内上髁肿胀,皮温升高,疼痛与反复活动有关,尤其在腕关节屈曲和旋前时疼痛加重,晚期可出现屈曲性挛缩,也可出现尺神经炎的相关表现,当尺侧副韧带功能不全时,可表现为肘关节外翻不稳定。

33 肱骨内上髁炎该如何诊断?

肱骨内上髁炎的患者影像学检查常为阴性表现,一般不作为常规参考。常以患者的病史、临床症状及查体作为标准诊断:

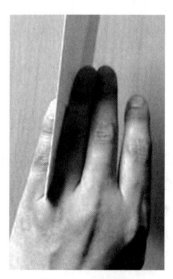

图2-5 夹纸试验

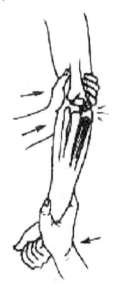

图2-6 外翻应力试验

（1）应该特别关注患者的个人职业史。

（2）查体包括内上髁前侧的疼痛，且抵抗性屈曲和旋前活动时疼痛加重。

（3）当怀疑为尺神经病变者，应进行相关查体，如夹纸试验，必要时可行肌电图检查。

（4）当怀疑尺侧副韧带功能不全时可通过外翻应力试验、挤压实验、Mayo外翻应力试验进行查体。

34 如何治疗肱骨内上髁炎？

（1）保守治疗：在经过休息、物理治疗、佩戴一些支具、口服一些抗炎类药物，再配合一些外用的药物、肌肉侧展训练、激素局部注射和患者医疗教育等多种方法治疗后，绝大部分患者均可获得满意疗效。冲击波治疗是目前值得推荐的方法，治疗后可获得满意的疗效。

（2）手术治疗：对于保守治疗3~6个月无效的患者，可进行手术治疗。目的在于切除病变组织，使正常肌腱达到腱骨愈合，松解尺神经，纠正胳膊肘外翻不稳定的治疗效果。

当发生肌腱起点断裂时，应及早手术治疗，重建内侧结构，恢复胳膊肘的稳定性。

35 肱骨内上髁炎患者术后可以参加体育锻炼吗？

肱骨内上髁炎手术的目的在于解除病变组织的疼痛，恢复患者的日常生活能力。术后适当的体育锻炼可避免胳膊肘僵硬，但需要在康复指导下循序进行，避免忍痛锻炼，避免在肌腱愈合前进行锻炼，以免病情迁延不愈。

36 肱骨内上髁炎患者如何进行术后康复？

（1）术后制动至伤口愈合。

（2）切口愈合后进行相关关节的主动性和被动性功能锻炼。

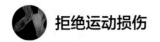

（3）术后3～4周开始等长收缩锻炼。

（4）术后6～8周开始抵阻力训练，包括等距、等速、等张的向心或离心运动。

（5）术后3～6个月后可重返赛场，正常生活。

37　如何预防肱骨内上髁炎？

对于运动员来说，不可避免地要长期反复做同一个动作，所以应当调整正确的运动姿势及力量分配，以避免反复对肌腱造成过大的牵张力。对特定工作人员，要注意工作强度，适当休息，减少肌腱反复紧张时间。如发现自己可能患有肱骨内上髁炎，建议早期就医，采取正规、系统的治疗。

38　什么是过度伸展外翻过负荷？

肘关节的过度伸展外翻过负荷是一种常见的运动损伤，常见于长期从事投掷运动的运动员。由于长时间的训练运动，常使肘关节长期在极限的范围内进行高载荷的运动，导致肘关节内侧稳定性下降，肱尺关节发生病理性改变，从而影响肘关节功能，甚至影响运动员的职业生涯。

此类患者在投掷运动的过程中，常出现肘的后、内侧疼痛；由于骨赘及游离体的存在，常常导致肘关节的活动受限，可伴绞索。可伴随尺神经刺激症状，表现为尺侧1.5个手指麻木，夹纸试验阳性；损伤严重的患者，内侧韧带松弛，外翻试验阳性。

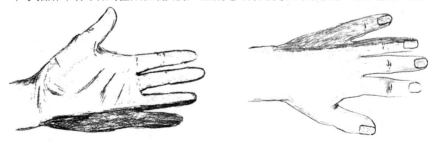

图2-7　尺神经感觉支配区麻木

39 怎样诊断过度伸展外翻过负荷？

应特别关注患者的职业史。前后位、腋位、侧位的 X 线检查，可清晰地观察到骨赘及游离体。MRI 可进一步评估游离体、骨赘及肘关节周围软组织情况。

40 过度伸展外翻过负荷该如何治疗？

（1）保守治疗：病变早期的患者，可采取休息制动、急性期口服非甾体抗炎药物、理疗、制订科学的训练计划、调整运动姿势等保守治疗。

（2）手术治疗：其目的是切除多余骨赘，取出游离体，减缓关节退变。手术的方式有很多种，但随着关节镜技术的发展成熟，微创化的手术可更好地促进关节功能的恢复。但骨赘的切除范围仍有争议。

41 过度伸展外翻过负荷患者术后该如何康复？

（1）术后即开始进行肘关节主动屈伸功能锻炼，避免肘关节瘢痕粘连，影响关节活动度。

（2）术后 6 周，开始恢复性运动训练。

（3）术后 3～4 个月，可正常训练。

42 什么是肘关节内侧副韧带损伤？

肘关节内侧副韧带像"绳子"一样将胳膊肘上下两个骨头（肱骨和尺骨）连接在一起，同时也限制了两个骨头的相对移位。所以，内侧副韧带最大的功能是抗肘关节外翻。相关研究报道，肘关节屈曲在 0～20°时，主要靠肘关节的骨性结构来对抗外翻；当肘关节屈曲在 20°～125°时，内侧副韧带是对抗外翻的主要结构。这表明内侧副韧带在肘关节运动中,提供了大多数的稳定性。所以,内侧副韧带是否完整,将影响肘关节稳定及运动。

内侧副韧带损伤常和运动有关,当进行某些运动幅度过大或者动作不规范时,会增加肘关节的外翻应力,导致尺侧副韧带出现不同程度的损伤。这种瞬间暴力作用与慢性应力累积会导致一系列不同程度的临床症状,进而影响患者的正常生理功能。当然,直接暴力的创伤也会引起内侧副韧带损伤,如肘关节恐怖三联征。

内侧副韧带损伤是一种慢性运动性损伤,特别好发于投掷类或球拍类的运动员们,如棒球投手、网球运动员及标枪运动员。患肘内侧疼痛,伴运动水平下降,甚至不能完成投掷动作;由于内侧副韧带失去生理作用,导致内侧结构失稳,抗外翻能力差,长期刺激尺神经,从而引起骨间肌萎缩,尺侧 1.5 个手指的麻木及相应的运动障碍。

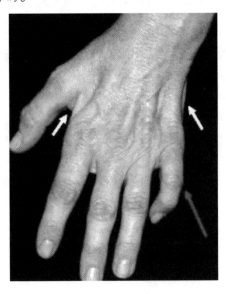

图 2-8　骨间肌萎缩

43 怎样判断是内侧副韧带损伤?

(1)要特别关注职业史,对于运动员来说,更要详细地询问,如训练习惯、投掷速度、力量等。

（2）查体时，外翻应力实验阳性，提示内侧副韧带损伤，肘关节稳定性下降。

（3）影像学检查：多方位 X 线，观察尺骨鹰嘴外形是否存在游离体及骨赘；外翻应力位 X 线，与健侧对比，评估关节的稳定程度；MRI 可进一步对软组织情况进行评估。

44 怎样治疗内侧副韧带损伤？

（1）保守治疗：主动休息，但仍要进行关节活动度的训练；依据临床症状的控制程度，进行专业的阶段性康复锻炼；在保守治疗期间，特别强调同时进行肩关节的康复治疗，应早期、全程。非专业运动员的尺侧副韧带损伤一般经保守治疗常可获得满意疗效，但是对于专业的运动员则保守治疗效果不佳。

（2）手术治疗：适用于已明确诊断为尺侧副韧带断裂的或因部分断裂保守治疗效果不佳的专业性运动员患者，或经保守治疗后效果不佳的非运动员患者。

对于肘关节尺侧副韧带断裂治疗的术式有很多种，均取得了良好的效果。文献报道，尺侧副韧带的重建术较修补术占优势，如采用同侧自体掌长肌腱作为移植物，运用界面螺钉固定移植物技术固定，完成肘关节内侧副韧带重建术。

对于运动员来说，重建术后 63%～97% 的运动员可恢复到原来的竞技水平。随着医疗卫生水平的提高，关节镜技术也越来越多地应用于尺侧副韧带断裂的诊断与治疗中。

45 内侧副韧带损伤患者如何进行术后康复？

（1）术后 6 周内：以消肿、止痛为治疗目标，支具固定肘关节于功能位，确保重建韧带安全；术后即可进行肩关节功能锻炼，逐步进行指、腕、肩关节等未制动关节活动训练以及肌肉等长收缩训练；肘关节间断制动，非制动时可适度进

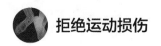

行肘关节活动训练。

（2）术后6～12周：以缓解症状、恢复功能为治疗目标，不断延长活动时间，直至去掉支具，把康复训练重心逐渐转移至肘关节活动训练，加大肘关节主动活动，鼓励患者用患肢完成日常生活动作；适时加入轻度牵伸关节松动训练等被动活动。

（3）术后12～24周：以恢复正常工作生活为治疗目标，加强肘关节主动活动，循序渐进地增加肌力训练、耐力练习，逐步加强被动运动训练，同时进行全身有氧练习，提高整体耐力，增加日常生活动作训练。

值得注意的是，肩关节存在病变时，人们在运动过程中，肘关节会产生代偿运动，加重肘关节的负担，所以，在肘关节康复治疗的过程中，全程的肩关节康复也是特别重要的。

健康链接

肘关节损伤的护理和康复

1. 肘关节损伤会有哪些异常表现呢？

肘关节损伤会引起局部疼痛、肿胀、关节的活动受限，还可能引起皮下青紫淤斑，甚至有波动感。

2. 肘关节损伤的原因有哪些？

使用过多，慢性劳损；遭受撞击等外伤；姿势错误，用力过度；跌倒。

3. 肘关节轻微损伤后如何进行自我护理？

1）急性期（24～48小时内）

（1）固定：使用三角巾或者吊带将患肢托起，局部制动，能帮助受伤的肘关节充分休息，缓解前臂肌肉压力，并在关节活动时提供保护，保持关节稳定，避免加重损伤，还能避免肘关节受外界寒凉的刺激，预防肘关节痛困扰。

（2）休息：如果出现疼痛及运动时加重，应注意休息，保持损伤关节处于放松状态，可减轻疼痛。

（3）冰敷：可将双层毛巾包裹的冰袋敷于患处，保持20分钟左右，再取下休息20分钟。如此交替进行冷敷，可有效减轻局部疼痛和肿胀。

（4）抬高患肢：平躺后将损伤的肢体整体抬高，高于心脏水平，促进静脉回流，减轻肿胀。

治疗目标：减轻局部炎症反应和肿胀，减轻疼痛。

2）缓解期：48小时后热疗、按摩、锻炼。

热疗：使用正常皮肤可接受的温毛巾进行局部热敷。

按摩：促进肢端组织和血运恢复，进一步减轻疼痛。

锻炼：在医生和护士及专业人员指导下进行握拳等锻炼。

治疗目标：使肌肉松弛，避免关节僵硬和肌肉萎缩；促进血液循环，使淤血和渗出液迅速消退，减轻炎症。

3）康复期：护理要点及功能锻炼

（1）观察桡动脉搏动，患肢皮肤颜色、温度、感觉、运动、肿胀及手指麻木等情况，还要观察肢端青紫等神经血管状况。

（2）主动锻炼：手指屈伸、用力握拳，每日5次，每次5组，每次保持5~10秒钟。

（3）被动锻炼：抬高患肢，被动将关节活动至最大范围，在极限处停留5~10秒钟。每日2次，每次5组。

（4）屈肘：患者充分放松，健侧手握住患侧腕关节，在疼痛可耐受的范围内逐渐增加屈肘角度。

4. 如何保护肘关节？

（1）应注意劳动保护，采取适当的位置和姿势。如久坐一段时间后适当做些肘关节小锻炼，缓解关节酸痛感。已经有肘关节痛的要注意在打电话的时候，时间不宜过长，如果长时间使用电话，应注意换手，也可以戴耳机接电话。

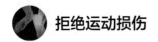

（2）上班族用头靠着胳膊睡觉的做法不值得提倡，容易导致肘部酸麻，时间一长，很容易造成肘关节痛。建议减少这种不良姿势，日常生活中做好肘关节保养，远离肘关节痛。

（3）切勿长时间劳动或过度运动，必要时可佩戴肘套之类的肘关节护具。如果在劳动或运动中发生急性损伤，应立即休息。

（4）打球时最好选择质轻、弹性佳、品质优良的球拍，减少手臂的负担。打球之前，要做好手肘、手腕的保护工作。

第三章
膝关节损伤

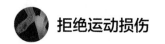

1 什么是膝关节前交叉韧带和后交叉韧带?

在膝关节腔内有 2 条韧带,一条是前交叉韧带,一条是后交叉韧带,它们呈"十"字形交叉连接大腿股骨和小腿胫骨,在膝关节的稳定方面起着重要的作用。前交叉韧带在屈曲膝关节时可以防止小腿向前移位,伸直膝关节时阻止膝关节过度伸直。后交叉韧带在膝关节活动过程中起稳定作用,主要限制小腿过度地向后移动,从而保持膝关节的稳定性。无论膝关节在伸直还是弯曲状态,前后交叉韧带都呈绷紧状态。只有前、后交叉韧带一起作用,使大腿和小腿在活动时成为一个协调的整体,人体才能完成精美的运动、舞蹈等动作。

2 什么是后交叉韧带损伤?

后交叉韧带受到外力超过其承受的极限时,会导致部分撕裂甚至完全断裂。主要见于大腿骨受到向前力量的同时小腿受到向后的力量,也见于膝关节受到严重的扭伤,比如骑车不慎跌倒时,小腿被绊而膝关节屈曲倒地受到自前而后的外力作用时。后交叉韧带损伤常见于交通事故以及各种运动损伤,如篮球、足球、排球、滑雪、跆拳道等。受伤瞬间膝关节承受巨大外力,有些可以听到"啪"的声响,接下来便无法继续活动,膝关节局部剧烈疼痛,若勉强活动,则有膝盖无力打软腿现象,甚至感觉大腿与小腿似乎失去连接。长期存在的后交叉韧带损伤,会导致大腿与小腿彼此间移动范围增大,常有膝关节错位及不稳定的感觉。后交叉韧带损伤若没有得到正确治疗,膝关节不稳定将持续存在,久而久之,便会引起膝关节软骨磨损退变,进而形成骨关节炎。

3 怎样判断是后交叉韧带损伤?

膝关节损伤时,能听到撕裂音或有撕裂感倒地,膝部剧烈疼痛,迅速肿胀,并逐渐出现皮下淤血斑,不能负重站立及行走;如果合并膝关节侧副韧带损伤,可出现内、外翻异常运动和内、外旋转不稳现象。如后交叉韧带损伤没有得到及时处理,远期可能存在关节不稳,行走时膝盖发软,不能伸直或者下蹲困难,无法进行跑跳等体育活动,久而久之会加速膝关节磨损,最终发生膝关节老化、骨关节炎。

4　后交叉韧带损伤后怎么办?

膝关节严重扭伤后应警惕后交叉韧带损伤的可能,尤其是体育运动过程的损伤,如打篮球、踢足球等,特别是膝关节扭伤后出现肿胀,站立困难,膝关节后方严重疼痛,伸直及弯曲活动困难时,要高度怀疑存在后交叉韧带损伤。膝关节损伤后应立即避免关节继续活动,最好能给受伤的膝关节佩戴支具固定保护,避免因存在的关节不稳定导致膝关节二次损伤。局部给予冰袋冷敷,可以减轻疼痛及肿胀,如疼痛严重可适当口服止痛药物。同时,建议到医院骨科或运动医学科就诊,进行详细的专科检查。X 线片和磁共振检查是必要的辅助检查,X 线片可显示是否合并有局部的骨折;磁共振检查是判断后交叉韧带损伤最有用的影像检查,同时能清楚显示是否合并膝关节其他韧带、半月板及关节软骨的损伤。

5　后交叉韧带损伤患者一定要手术治疗吗?

后交叉韧带损伤后并不一定都需要手术治疗。对于后交叉韧带部分损伤,没有合并其他韧带损伤,也无半月板损伤,可以给予保守治疗,佩戴膝关节支具固定 4~6 周即可。对于年龄较大且平时活动量不大的患者,即使后交叉韧带完全断裂,保守治疗也是可以接受的。一般对于年龄小于 45 岁,平时活动量较大且膝关节功能要求高的患者,如运动员,后交叉韧带断裂可以通过手术治疗以恢复膝关节功能,手术的目的是通过恢复后交叉韧带的形态结构,维持膝关节的稳定性。如后交叉韧带完全断裂常需要移植其他韧带或肌腱组织(通俗而

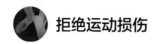

言就是其他部位的筋)来替代后交叉韧带,也就是韧带重建手术。如果是后交叉韧带在骨头上的附着点撕脱骨折,而且骨折块移位明显,则需要行骨折复位内固定手术。

6 什么是后交叉韧带重建手术?

因为后交叉韧带为关节腔内结构,由于关节液的存在,韧带断裂后断端浸泡在关节液中,而且断端分离不相连,其断裂后几乎不可能自行愈合。目前主要的手术治疗方法为关节镜下微创治疗,即后交叉韧带重建手术,就是移植其他的韧带替代材料来恢复后交叉韧带的功能结构。目前临床上常用的韧带移植替代材料有人工韧带、异体韧带、自体韧带 3 种。3 种重建韧带材料均具有各自优缺点,临床上都在广泛应用,目前来说并没有充分证据证实哪种移植材料是最优的选择。

7 患者后交叉韧带重建术后还能参加体育运动吗?

后交叉韧带重建术的目的就是通过重建后交叉韧带的组织结构,以恢复膝关节的稳定性及活动功能,促进患者重新参加体育活动。像一些著名的足球、篮球、橄榄球运动员发生后交叉韧带损伤后,通过后交叉韧带重建术治疗后,大多数可以重返运动赛场,恢复到受伤前的运动竞技水平。当然,这需要配合手术后一系列规范的康复锻炼。后交叉韧带重建手术为膝关节功能恢复提供了必需的前提条件,而术后的康复锻炼则是膝关节功能恢复的关键。

8 患者后交叉韧带重建术后如何进行康复锻炼?

1)手术后到出院前

(1)踝泵:全范围,缓慢,尽可能用力地踝关节反复屈伸运动,每小时至少练习 5 分钟。患者从手术完回病房后即刻开始。

(2)股四头肌收缩(大腿绷紧):反复收缩股四头肌(大腿前侧肌肉),次数尽量多。患者从手术完回病房后即刻开始。

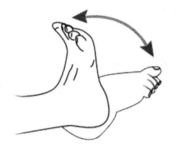

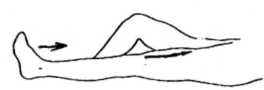

图 3-1　踝泵　　　　　　　　图 3-2　股四头肌收缩（大腿绷紧）

（3）直抬腿：膝关节完全伸直，抬至足跟距离床面 20 厘米处，坚持至力竭后休息，间隔 5 秒，10 次/组，3～4 组/天。拔除引流管后开始。

（4）伸直练习：将枕头垫在足跟，膝关节悬空，充分放松，在不影响休息的前提下应尽量长时间保持该姿势，坚持不住可适当放松休息。

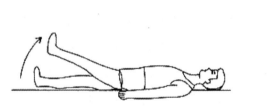

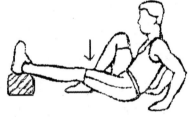

图 3-3　直抬腿　　　　　　　　图 3-4　伸直练习

2）出院后锻炼

（1）屈曲：①术后 2 周后达到 60°，方法是坐位顶墙；②术后 3～4 周达 90°，术后 4～6 周逐渐达到正常角度（以健侧肢体活动角度为正常水平）。方法是双手抱膝。

（2）伸直：将枕头垫在足跟，膝关节悬空，充分放松，30 分钟/次，1 次/天（至少）。

（3）负重：佩戴支具可完全负重，出院时尝试单拐行走，3 周后尝试脱拐行走。

（4）力量：①术后 4 周内：以直抬腿为主要练习方法，方法和次数同住院期

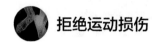

间一样;②术后 5 周开始:以静蹲为主要练习方法,2 ~ 3 分钟/次,间隔 5 秒,10 次/组,每天3 ~ 4组;③术后 8 周:可开始抗阻伸膝等各种肌肉收缩力量练习。

（5）支具使用:术后 1 周开始调整为 0 ~ 30° 活动度,之后每周增加 20°,术后 4 周达到 0 ~ 90° 范围。术后 1 个月内,昼夜佩戴,术后 6 周开始尝试脱支具行走。术后 9 ~ 12 周,半蹲训练膝关节周围肌肉力量;慢跑增加膝关节灵活性训练;平衡板、固定自行车及单足站训练膝关节本体感觉。

9 患者后交叉韧带重建术后进行康复锻炼需注意什么?

后交叉韧带重建术后的康复锻炼应遵循循序渐进、量力而行的原则。功能练习中存在一定程度的疼痛为正常现象,锻炼强度以疼痛可以耐受为自我判断标准。如疼痛在练习停止半小时内可消退至原水平,则不会对组织造成损伤,应予以耐受。除手术肢体外,其余身体部位(如上肢、腰腹、健侧腿等)应尽可能多地练习,以确保身体素质,促进手术局部的恢复。早期关节活动度(屈、伸)练习,每日只进行 1 次,力求角度有所改善即可,避免反复屈伸和多次练习。如弯曲角度长时间(>2 周)无明显增加,则有关节粘连可能,应高度重视,坚持完成练习。所有涉及关节伸直弯曲的运动,练习后均应即刻给予冰袋冷敷 15 ~ 20 分钟。如平时感到关节肿、痛、发热明显,可再冰敷,每日 2 ~ 3 次。关节的肿胀会伴随整个练习过程,肿胀程度不随角度练习的活动量增加而增加即属正常现象,直至膝关节弯曲伸直活动角度及肌肉力量基本恢复正常后,肿胀才会逐渐消退。肿胀的突然增加或疼痛明显加重应调整练习,减少活动量。严重时及时到医院复诊。

10 什么是前交叉韧带损伤?

前交叉韧带损伤的原因很简单,就是外伤。一般前交叉韧带很少会单独损伤,往往合并有内侧副韧带或内侧半月板的损伤。

前交叉韧带损伤经常出现在体育运动中,如在篮球、足球、橄榄球、滑雪等项目尤其多见。除了膝关节与他人碰撞致伤外,78%的前交叉韧带损伤为非接触性,常发生于足落地、急停以及暴力扭转等动作中。如在打篮球运动中,侧跳转身以及单腿落地时容易损伤前交叉韧带;在滑雪运动中滑雪板前端受阻时,膝关节小腿向外、大腿向内的外翻位旋转动作,是较为典型的前交叉韧带非接触性损伤机制。另外,在一些群众性运动,如拔河和跳马、跳箱等中也容易出现前交叉韧带损伤。

受伤后主要表现为膝关节疼痛、肿胀和关节不稳。疼痛位于关节内,呈胀痛或撕裂样疼痛,膝关节会有剧烈疼痛而不能继续运动,部分患者可以继续少量运动。急性期肿胀是由于关节内出血所致,一般发生在膝关节扭伤后几分钟至 3 小时内。部分患者在受伤时感觉到关节内错动了一下,有时会闻及伴随响声,伤后 1～2 周在恢复行走时即开始感觉膝关节有晃动感,感觉大腿和小腿分离不连,以下楼梯、下坡不稳为主。

11　前交叉韧带损伤后如何紧急处理?

运动中受伤怀疑前交叉韧带损伤后要立即停止运动,坐下或躺下休息,将膝关节部位的衣物解开。然后抬高受伤的大腿和小腿,减少炎性渗出与出血,缓解肿胀等不适表现。抬高受伤肢体一般需要 1 周左右。受伤后患膝需要制动,可以用夹板或支具固定受伤膝关节,或者用绷带包裹、加压包扎伤处,减少出血。受伤后还应该立即给予冰敷,用冰水或冰袋冷敷伤处,持续 15～20 分钟,在 24 小时内间隔冷敷 3～5 次,达到消肿止痛的作用。受伤 24 小时后还可以在受伤的膝关节周围喷洒止痛、活血化淤的气雾药品或热敷。

12　如何判断是前交叉韧带损伤?

膝关节严重受伤后应警惕前交叉韧带损伤的可能,受伤当时膝关节可以有撕裂感或听到撕裂音,膝关节疼痛、肿胀,不能继续活动。如前交叉韧带损伤没有及时处理,急性期(1～2 周)过后可能会出现膝关节不稳,感觉大腿和小腿分

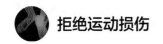

离不连,无法进行跑跳等体育活动。如果膝关节受伤后出现以上表现,要及时到医院专科就诊,X线片检查可显示是否合并有关节局部的骨折。磁共振检查是判断前交叉韧带损伤最有用的影像检查,同时能清楚显示是否合并膝关节其他韧带、半月板及关节软骨的损伤。

13 如何治疗前交叉韧带损伤?

前交叉韧带损伤后不一定要手术治疗,以下情况可以保守治疗:交叉韧带没有完全断裂,膝关节无不稳,或患者年龄大于50岁,受伤后膝关节伸直位佩戴支具4~6周。一般对于年龄小于45岁,平时活动量较大且对膝关节功能要求高的患者如运动员,前交叉韧带断裂后可以通过手术治疗以恢复膝关节功能,目的是通过恢复前交叉韧带的形态结构,维持膝关节的稳定性,使其达到受伤前的活动水平。

前交叉韧带为关节腔内结构,由于关节液的存在,韧带断裂后断端浸泡在关节液中,而且断端分离不相连,其断裂后几乎不可能自行愈合,时间久了断端还会吸收。前交叉韧带断裂后会引起膝关节不稳,不能进行跑、跳、改变方向的剧烈活动,而且会诱发膝关节内其他结构(如半月板、关节软骨)的损伤,导致膝关节过早退变。因此,前交叉韧带断裂后需要进行韧带重建,从而恢复膝关节的功能和稳定。目前,前交叉韧带断裂后主要通过关节镜下微创治疗,即前交叉韧带重建术,就是移植其他的韧带替代材料来恢复前交叉韧带的结构和功能。此手术具有创伤小、对膝关节干扰少、术后恢复快的特点。

14 前交叉韧带重建手术后如何康复?

前交叉韧带重建手术完成只是成功的第一步,术后早期康复对膝关节功能的恢复至关重要。康复主要进行肌肉力量和关节活动度的训练。

1)肌肉力量训练

(1)踝泵练习:参考后交叉韧带损伤术后锻炼。

（2）股四头肌收缩：参考后交叉韧带损伤术后锻炼。

（3）直腿抬高练习：参考后交叉韧带损伤术后锻炼。

以上训练于术后麻醉消退后立即开始，持续训练8周。

（4）静蹲：即我们常说的扎马步，术后10周开始，在无痛的角度练习。注意膝关节不要超过脚尖，每次持续1~2分钟，练习到一次可以下蹲15~20分钟。

2）关节活动度训练

手术后膝关节伸直位支具固定，4周开始屈膝锻炼，6周屈膝角度大于90°。

膝关节屈曲练习：每天进行一次屈膝练习。屈膝的流程为：解除支具→屈膝至目标角度→维持10分钟→佩戴支具→冰敷20分钟。

屈曲膝关节的方法有：90°内坐位垂腿练习，100°以上坐位抱腿，110°以上仰卧位屈膝练习。

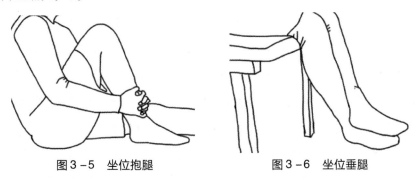

图3-5 坐位抱腿　　　　　　　　图3-6 坐位垂腿

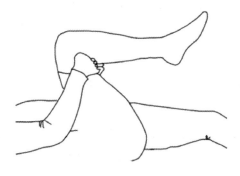

图3-7 卧位垂腿

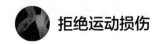

15 前交叉韧带重建术后还能参加体育运动吗？

滑雪、篮球、足球、排球等是前交叉韧带断裂发生率最高的几个项目，几乎每个项目都出现过运动员前交叉韧带的损伤。一些著名的运动员发生前交叉韧带损伤后，进行前交叉韧带重建术治疗后大多数可以重返运动赛场，恢复到受伤前的运动竞技水平，甚至拿到奥运会冠军。当然，这需要配合手术后一系列规范的康复锻炼。

16 什么是髌骨？

髌骨也就是我们常说的膝盖，是位于膝关节正中央前方的一块类圆形的骨头，像"盖子"一样"盖"在大腿最下方的膝关节前方。大腿的这块骨头叫作股骨，也就是说，髌骨"盖"在股骨的最下方的前面，形成了一个关节，叫作髌股关节。被髌骨"盖"住的股骨最下方的区域，在形态上像"滑梯"一样，有轻度的凹槽，能允许髌骨在其表面滑来滑去。因此，医学上将股骨最下方被髌骨"盖住"的这块光滑的"凹槽"区域叫作股骨滑车。髌骨和股骨滑车组成了髌股关节。

髌骨起"支点"的作用，可为大腿前方肌肉收缩时提供杠杆力臂。在这个"支点"的辅助下，大腿前方的肌肉在收缩时可以轻松地将膝关节伸直。有了这个"支点"，可减轻膝关节伸直时所需要的肌肉收缩力量。如果没有这个"支点"，大腿前方的肌肉收缩力量要比平常多 30%，才能将膝关节伸直。

17 什么是髌骨不稳和髌骨脱位？

髌骨不稳是指在膝关节屈曲活动时髌骨与股骨滑车之间不能很好地匹配。这种不匹配关系达到一定程度时，髌骨向股骨滑车的外侧出现部分移位，即髌骨半脱位。甚至打破了髌骨和股骨滑车沟关节面之间的正常匹配关节，出现髌骨向外侧滑移、跑到了膝关节的外侧方、完全脱离了股骨滑车沟，即髌骨脱位。髌骨不稳和髌骨脱位是一种引起膝关节疼痛和致残的肌肉骨骼疾病。

18 髌骨不稳的特点有哪些？

髌骨不稳最常见于年轻人和身体活动量大的人,估计发病率为每 10 万人中有 43 人。单侧及双侧髌骨不稳均较常见。髌骨不稳最常出现在青春期,据不完全统计,69% 的患者首次发生髌骨脱位的年龄在 10 ~ 19 岁之间。2017 年发表的一项研究报告显示,急性髌骨脱位的年发病率约为每 10 万人中有 23.2 人。特别是在 14 ~ 18 岁的青少年中发病率最高,为每 10 万人中 147.7 人。青少年髌骨不稳可能会导致膝关节慢性残疾和膝关节炎。

髌骨不稳或髌骨脱位通常发生在股四头肌(大腿前方的肌肉)收缩同时膝关节轻度弯曲时。如在跑步过程中进行转弯和膝关节扭转运动时、下楼梯时和在不平坦表面上行走等活动时,患者可能出现髌骨不稳或髌骨脱位的症状。患者第一次出现髌骨脱位,往往发生在运动时(72%),在日常生活活动中较少见(21%),直接创伤也很少(7%)。

在青少年和年轻人中,髌骨不稳的患者会感到膝关节不适,伴有髌骨脱位时,常常会感到膝关节有东西脱离正常位置,甚至膝关节剧烈疼痛、肿胀,同时伴膝关节活动受限。青少年髌骨不稳症状是膝关节疾病的开始,髌骨即使没有进一步脱位,也有 70% 的患者残留膝关节疼痛或不稳的症状,以至于 36% 的患者的膝关节活动度受到限制,这些患者随后会发生继发性膝关节退行性骨关节炎。

19 什么原因会导致髌骨不稳？

髌骨不稳是由于髌骨周围的韧带、髌骨及股骨滑车沟出现解剖结构的发育异常,导致膝关节在屈伸过程中髌骨无法被限制在股骨滑车沟内,出现了髌骨脱离滑车沟向外侧移位的情况。

髌骨不稳已被证实在 15% 的病例中具有家族性遗传倾向性,但具体遗传模式尚未确定。在接受髌骨脱位手术的患者中,有 96% 的患者存在股骨滑车发育不良。这可能与胎儿在母亲的子宫内膝关节处于完全伸直的体位有关。这一

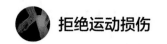

特殊体位可能会导致胎儿的股骨滑车沟发育不良,出生后可能促使髌骨和股骨滑车沟继续发育异常,从而导致髌骨不稳。

20 如何诊断髌骨脱位?

首先会进行体格检查,包括一般肌肉骨骼评估和特定膝关节检查。医生会一只手向外推挤髌骨,另一只手将伸直的膝关节位逐渐屈曲活动,此过程中若出现髌骨滑向膝关节的外侧,或者诱发剧烈的膝关节疼痛,则表示髌骨不稳。

随之进行髌骨正位及膝关节屈曲30°髌骨轴位X线摄片,然后进一步行膝关节的核磁共振检查,了解髌股内侧韧带有无撕裂、髌骨及股骨滑车软骨有无损伤、关节腔有无出血等。

21 如何保守治疗髌骨脱位?

除了存在关节软骨损伤外,非手术治疗仍是首次髌骨脱位后4～5年内的主要推荐治疗方式。患者常常无法恢复其受伤前的功能,日常活动仍存在持续的局限性。

膝关节局部用弹性绷带固定以及冰敷膝关节,可以减少膝关节的肿胀。减轻受伤后的膝关节疼痛和肿胀,对于股四头肌力量的恢复和膝关节功能的恢复至关重要。对于髌骨脱位的患者,建议患者慢慢伸直膝关节,将髌骨慢慢向内侧推移至膝关节中心的正常位置上。然后需要临时使用支具固定膝关节,保持膝关节处于伸直状态,限制膝关节的活动3～4周。膝关节长时间被支具固定后,会导致股四头肌萎缩和膝关节僵硬,去除膝关节支具后,为了避免并发症发生,建议患者尽早进行负重活动,尽可能地恢复膝关节的正常活动。

22 如何手术治疗髌骨脱位?

与非手术治疗相比,手术治疗可以显著降低髌骨再脱位的发生率。处于生长发育期的患者在临床病情允许的情况下,需等待骨骺闭合后再行手术治疗。

（1）胫骨结节内移术：髌腱纵向分开，行髌腱外侧半附着处的胫骨结节截骨，并将截下的骨块远端向内转移到髌腱内侧半下方重新固定。此手术通常与其他手术相结合，包括髌骨外侧支持带的松解，内侧支持带重叠加强缝合，以及股内侧肌的紧缩术。这种手术方式应该在骨骺闭合后采用。

（2）髌股内侧支持带重建术：对于髌骨高度和股骨滑车沟发育正常的患者，此手术是髌骨不稳的基本治疗方法。髌股内侧支持带重建技术已经广泛应用于治疗首次髌骨不稳，其效果要优于保守治疗。

（3）股骨滑车成形术：主要针对股骨滑车有发育畸形的患者。目前有 3 种加深股骨滑车沟成型技术（"U"形滑车成形术、"V"形滑车成形术和衰退滑车成形术），可显著改善髌骨的稳定性和膝关节的功能。术后膝关节骨关节炎和关节疼痛的发生率相对较低。

23 髌骨脱位的复发情况如何？

髌骨脱位复发的风险随着潜在危险因素数量的增多而增加。这些潜在的危险因素包括：股骨滑车沟发育不良、骨骼发育不成熟、髌骨发育不良和对侧髌骨脱位的病史。如果存在上述全部 4 个因素，髌骨脱位复发的估计风险率增加至 88%。在第一次保守治疗后，有 15%～45% 的患者可再次发生髌骨脱位。如果患者已有第二次髌骨脱位，则复发率更高。此外，在首次出现髌骨脱位的患者中，有 20%～40% 的患者可能会出现轻微的复发性髌骨半脱位的症状。

24 髌骨脱位患者术后如何进行康复治疗？

为尽量减少膝关节僵硬的风险，在手术后的最初几天内应持续进行膝关节被动或主动活动。在髌骨稳定手术后 4～10 周，可以进行完全负重和全方位运动。进行股四头肌锻炼是早期提高下肢肌肉力量必不可少的锻炼方法。术后 6～12 周内，应行静态本体感受和神经肌肉控制运动，并在术后 7～20 周内进展为动态本体感受训练。在髌股内侧支持带重建手术后 10～21 周，可以允许患

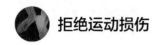

者进行跑步;术后 13~23 周,可以考虑更高强度的训练。

安全返回运动的标准包括:膝关节没有疼痛、没有积液,膝关节完整的运动范围,双下肢对称的肌肉力量和出色的身体动态稳定性。

53% 的患者膝关节功能可以恢复到原来的运动水平,其余患者的膝关节功能可不同程度地接近于受伤前的膝关节功能。

25 什么是习惯性髌骨脱位?

习惯性髌骨脱位是膝关节伸直时随着膝关节弯曲而出现自发髌骨脱位的情况,也被称为强制性脱位。因为髌骨在膝关节的每个屈曲和伸直周期时都会出现完全脱位,患者无法控制髌骨在膝关节屈伸时的脱位。习惯性髌骨脱位通常在幼儿(1 岁)开始行走后出现,患儿的耐受性通常很好。然而,习惯性髌骨脱位在儿童时期可出现膝关节功能障碍和不稳定。

习惯性髌骨脱位是无痛的,与复发性髌骨脱位有明显区别。复发性脱位作为孤立事件发生,通常是对创伤的反应,伴有膝关节疼痛和肿胀。习惯性髌骨脱位通常是先天性的,是指自出生以来存在的不可复位的髌骨脱位,通常在孩子开始走路后出现,在童年时常常被忽视。习惯性髌骨脱位通常是无症状的,父母发现患儿有奇怪的膝盖,可在儿童的常规体检中被发现。然而,习惯性髌骨脱位在儿童时期的特征为膝关节功能障碍和由于膝关节不稳而无法跑步。在成年人中可以出现膝关节疼痛症状,在跑步、爬楼梯和关节肿胀有积液时会感到膝关节无力。习惯性脱位的主要体征是:如果将髌骨强行固定在膝关节前正中线的位置上时,则膝盖弯曲度为 30°~70°。只有当允许髌骨脱位时,膝关节才能进一步弯曲。髌骨脱位时膝关节可以很容易地获得全范围的屈伸运动。

26 什么原因会导致习惯性髌骨脱位?

髌骨外侧软组织的挛缩是导致习惯性髌骨脱位最重要的因素。髌骨外侧软组织在髌骨的异常附着,导致了在膝关节屈曲时产生习惯性髌骨脱位。习惯性脱位的患者除了股内侧肌外,股四头肌各个部位都有软组织挛缩。

大腿前方股四头肌的挛缩,也可导致习惯性髌骨脱位。有一些患者在新生儿期有大腿肌肉的注射史。因患儿在治疗某种疾病时,常常选择在大腿肌肉注射治疗药物,这种频繁的大腿肌肉注射可以导致股四头肌肉水肿和肌肉缺血、坏死、纤维化和挛缩,出现肌肉和骨骼的不均匀生长,从而导致髌骨发育不良和发育不全。患儿在出生的若干年内,这些发育异常对膝关节的影响并不明显。

还有其他先天因素也可导致髌骨习惯性脱位,包括股骨滑车沟发育异常、股骨外侧髁发育不全和髌骨内外侧支持带的附着异常。大多数病例出现在 5 ~ 12 岁之间,此时股骨与股四头肌的比例失调。少数患者有家族性脱位史。

27 如何治疗习惯性髌骨脱位?

习惯性髌骨脱位的患者都需要手术治疗。除了需要延长股四头肌腱外,习惯性脱位的手术治疗方法与复发性脱位相同。近端和远端联合手术在大多数患者中术后效果令人满意。

(1)近端手术:髌骨周围软组织重建手术。先行广泛切开并松解与髌骨外侧附着的股外侧肌软组织紧张带,如果膝关节仍无法完全屈曲,再行股中间肌的分离或股直肌肌腱延长术,然后行股内侧肌软组织紧缩术。

若髌骨仍出现脱位,则增加远端重建手术:若为儿童,则行软组织手术,如髌韧带内移术;若为成人,则行骨性手术,如髌骨内侧支持带重建术、胫骨结节内移术等。

(2)髌股内侧支持带重建术:仅适用于治疗髌股内侧支持带失效导致的髌骨脱位,此手术很难改变骨的畸形结构。有单束重建和双束重建等手术方式,而双束重建更接近原来髌股内侧支持带的功能,手术效果更好。重建手术所需的韧带有自体半腱肌、异体肌腱或人工韧带,以自体肌腱效果最佳。

(3)胫骨结节内移术:如果股骨的滑车沟与胫骨结节之间的水平距离大于 2 厘米,同时膝关节 Q 角大于20°,则需要进行骨畸形矫正手术或胫骨结节内移术。胫骨结节内移术对此类患者能取得良好的手术效果。

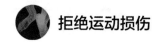

28 什么是胫骨结节骨骺炎？

胫骨结节骨骺炎，又称胫骨结节骨软骨病、胫骨结节骨软骨炎、胫骨结节骨骺无菌性坏死。胫骨结节为膝前胫骨近端，骨性突起。本病好发于 11 ~ 15 岁的青少年，是一种由创伤或劳损引起胫骨结节骨骺的无菌性炎症。此病因带一个"炎"字，容易被人们误认为是病菌感染引起的疾病，如骨髓炎，但其实该病并非是细菌感染引起的。

胫骨结节骨骺在 11 ~ 13 岁出现，17 ~ 18 岁与胫骨近端骨骺融合，是股四头肌腱通过髌骨后延伸为髌腱的附着处，反复多次的轻外伤及股四头肌腱的强力牵拉是本病的主要病因。好发于青春发育期，尤其是 11 ~ 15 岁的孩子，男孩多于女孩，多为发育加快、喜好运动者，多在参加剧烈运动或长期的过量膝关节运动后产生局部不适，主要表现为单侧或双侧膝关节下方有明显凸起，感觉酸痛。主动伸膝，被动屈膝或蹲起时加重，是髌腱牵拉骨骺所致。跑步、跳跃、蹲跪、上下台阶时症状更重，下跪时局部受髌韧带紧张牵拉，直接压迫而疼痛更为加重。触诊可发现髌腱肥厚，胫骨结节增大，压痛点在髌腱附着点处，无积液。

29 胫骨结节骨骺炎可以治愈吗？

胫滑结节骨骺炎并不可怕，可以不治而愈。虽然全身骨骼发育要到 25 岁才完全停止，但到 16 岁左右，这个骨化中心就和胫骨融合在一起，发育完毕。这时骨骺不再存在，骨骺炎症状也会自然消失。症状轻者，只要停止剧烈运动，休息一段时间就好了。

症状严重者除了停止剧烈活动外，可由医生进行氢化泼尼松和普鲁卡因局部注射。如一次效果不好，可连续注射 3 ~ 4 次，每次间隔 7 ~ 10 天，以防产生副作用。治愈后一般没有后遗症，极少数患者遗留膝反屈畸形或膝部外形难看等问题，可在适当时机做手术矫正。总之，得了胫骨结节骨骺炎，虽然会因疼痛出现跛行，但青少年朋友无须因此对体育运动产生顾虑。只要讲究科学运动，循序渐进，不超过生理强度,防止损伤,发现不适及时请教医生,就不会引起不良后果。

30 胫骨结节骨骺炎该如何治疗?

(1)保守治疗:本病可自愈,大部分胫骨结节骨软骨炎患者仅需保守治疗或不需治疗,在18岁后胫骨结节与胫骨上端骨化后,症状就会自行消失,但是局部隆起不会改变。18岁以前,只要减少膝关节剧烈活动症状也可自行缓解。有明显疼痛的,可以辅以理疗、外用药物或膝关节短期制动,然后再慢慢恢复膝关节屈伸,进行恢复性功能活动,促进局部恢复。但是,膝关节剧烈活动,一般要等症状完全消失、影像学检查明显好转再逐渐增加运动量,而且要注意恢复中局部的情况,一旦有疼痛等出现,马上减少运动量。一般无须服用止痛剂,而且不建议局部注射皮质类固醇治疗,因为皮下注入不会有效果,而骨骺又难以注入。另外,因为本病是无菌性炎症,使用抗生素是无效的。也可用石膏托或石膏管型固定制动3~6周。允许下肢负重,但对那些疼痛剧烈者应卧床休息或拄拐以减轻对结节部的应力,石膏固定或限制膝关节屈曲时间不能少于5周,4个月内避免剧烈运动,症状通常可以消失。

(2)手术治疗:当保守治疗无效且症状持续,有明显畸形,并造成功能障碍时,可考虑手术治疗。手术切除隆起的胫骨结节可获得良好效果,恢复较快,而危险很小。胫骨结节钻孔能改善局部血运,但病变愈合后,结节部的隆起仍存在,会影响外观。

31 胫骨结节骨骺炎患者如何进行康复训练?

(1)在康复训练中遵循"72小时恢复原则"。在连续3天的康复计划中,1天选择大强度的训练,之后需要2天小强度恢复性训练来保障身体的恢复,这算是一个小的周期性训练。

(2)加强膝关节的保养,多种运动组合。快走、慢走、朝前走、倒退走交替进行,和游泳、高抬腿等运动的多元组合,是保护膝盖最好的运动方式,它们对膝

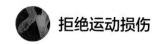

盖的损伤最小。此外,备一副护膝,建议只在运动时佩戴,平时不要戴,以免膝关节对它产生依赖,变得越来越脆弱。

(3)日常生活和运动中,需要反复冰敷(15分钟1次)。

(4)放松股四头肌,并提高膝关节的稳定性等。

(5)疼痛缓解后,运动前需要做好热身准备,运动中可使用髌腱加压带等护具;运动后进行局部冷敷,剧烈运动后或出现疼痛时马上冷敷,有减少炎症的作用。

(6)运动时可贴肌肉贴布。

32 膝关节外侧副韧带损伤是如何发生的?

基本上都是由于外力因素造成的。外侧副韧带损伤发生在膝关节处在内翻位的时候,承受从内侧发生的力量时容易损伤。年轻人一般容易发生,因为年轻人运动强度较大,喜欢参加篮球、足球、橄榄球等项目和跳跃、滑雪等运动。

韧带损伤分为Ⅰ度、Ⅱ度、Ⅲ度,Ⅰ～Ⅱ度的损伤可以通过保守治疗缓解,但是Ⅲ度损伤如果开口大于10毫米就属于韧带极不稳定,需要手术治疗。

33 外侧副韧带损伤有哪些症状?

伤后膝外侧剧痛、肿胀、皮下淤斑、活动受限或跛行,有膝关节不稳感。合并关节囊或交叉韧带损伤者,有不同程度的关节积血。检查时,沿膝外侧副韧带走行方向有固定压痛。

(1)单腿盘足试验:患者取坐位,健侧下肢屈髋屈膝均约90°,足放平。伤侧下肢髋关节外旋,膝关节屈曲90°,外踝置于健膝之上,呈单腿盘足姿势。正常人膝关节外侧能摸到一条坚韧的条索样物,此即是外侧副韧带。检查者一手掌施压力于伤膝内侧,若外侧副韧带疼痛,另一手指触之坚韧度比健侧减弱者,为外侧副韧带部分撕裂;若摸不到坚韧带的条索样物,说明外侧副韧带完全断裂。

(2)膝关节内翻分离试验:患者仰卧位,膝关节伸直。术者一手固定膝关节内侧,另一手置于小腿下端外侧,推小腿向内。膝关节外侧有异常活动感者,是膝外侧副韧带断裂。检查时应在完全伸直位和屈曲30°位分别进行。

34 外侧副韧带损伤后需要做什么检查？

（1）X线检查：先在膝外侧韧带压痛点处用1%利多卡因封闭，然后在双膝间夹圆枕，用绷带缠紧双踝部。拍双膝X线正位片。外侧副韧带断裂者，膝外侧间隙加宽，合并关节囊和前交叉韧带断裂者，其间隙显著加宽。有时能显示腓骨头骨折片。

（2）磁共振：可清晰显示出前后交叉韧带的情况，还可发现意料不到的韧带结构损伤与隐藏的骨折线。

（3）侧压试验（分离试验）：膝关节伸直，检查者一手握住伤肢踝部，另一手掌的大鱼际顶住膝上部的内侧或外侧，强力内收或外展小腿，如内侧副韧带部分损伤，外展时因牵扯损伤的韧带引起疼痛；如完全断裂，则有异常外展活动度。反之，如外侧副韧带部分损伤，内收时因牵扯损伤的韧带引起疼痛；如完全断裂，则有异常的内收活动度。

（4）抽屉试验：前移增加表示前交叉韧带断裂，后移增加表示后交叉韧带断裂。应与对侧做比较。

（5）轴移试验：阳性结果表示前交叉韧带断裂。

35 如何缓解外侧副韧带损伤？

如果只是单纯的外侧副韧带损伤，不管是Ⅰ度、Ⅱ度的撕裂，或是Ⅲ度的断裂，只要没有明显的旋转不稳定，采取保守治疗，通过在30°～45°活动范围固定就可以有比较好的疗效。

一般来说，外侧副韧带损伤的同时会有炎症积液，可以通过冰敷、消肿肌贴进行消肿；同时可以进行超声波的理疗，一方面消除炎症，另一方面松解皮下粘连。外部无开放性创面的，可以外用扶他林软膏或氟比洛芬巴布膏等非甾体类抗炎药物来控制炎症。之后保持直腿或30°～45°屈曲位支具固定，并配合适当

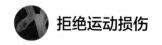
康复训练即可完全恢复。

36 如何处理膝关节外侧副韧带损伤？

(1)急救处理：在受伤现场进行及时的制动、冷敷、加压包扎、抬高患肢是十分必要的。立即冷敷，冷喷以结霜为度，然后包扎。它可以减少内出血，避免并发症，缩短病程，有利于进一步治疗。

(2)针灸、按摩治疗：早期和中后期都可以进行针灸治疗。根据断裂部位不同，可用拇指指腹推按理顺受伤韧带。局部有肿胀者，可在肿胀周缘推压、揉，以利于淤肿消散。中后期可在伤处周围和大腿肌肉部按摩，并活动膝关节。

韧带附着处损伤，局部不宜手法刺激太多，以防局部钙化或骨化加重（急性期不建议采用推拿按摩手法）。

(3)手术治疗：治疗外侧副韧带损伤是采用保守方法还是手术疗法意见尚有分歧，重要的是应了解不同撕裂类型应使用不同的治疗方法。

(4)伤后训练：伤后 1 ~ 2 日即可在支持带保护下开始练习。方法有：股四头肌静力收缩练习，每次 10 秒，然后放松 10 秒，共做 5 分钟。

直腿抬高练习，采用 10 次最大负荷量的重量，抬腿 10 次。

等长伸膝练习 15 次，髋伸、屈、内收及外展各 20 次。

中后期可做股四头肌和腘绳肌的抗阻训练。同时，在无明显疼痛的情况下做折返跑练习，训练关节的本体感觉。

37 什么是膝关节内侧副韧带？

人的膝关节（膝盖）是个负重较大的关节，关节四周各有单独的韧带来稳定关节，就像游乐场座椅前后左右各有一根保险带，这样玩时会觉得更安全一些，如果哪根保险带断了，就会觉得很不安全，容易从断裂的保险带那里掉出去。内侧副韧带（Medial collateral ligament，MCL）是人体膝关节内侧最大的结构，是关节囊纤维层的加厚部分，它随膝关节的屈伸而前后滑动，平时膝关节完全伸直或屈曲的时候韧带紧张,关节固定,而屈曲一半体位时韧带松弛,关节不稳定,易受损伤。

我们只要屈伸膝关节,就会用到内侧副韧带,它在膝关节正常生理功能中发挥着重要作用,如主管膝关节内侧稳定性及部分旋转稳定性,能够阻止膝关节过度外翻、内外旋。

38 什么原因会导致内侧副韧带损伤?

目前尚无针对单纯内侧副韧带损伤发生率的报道,但是研究显示:1/3 的专业跆拳道运动员有膝关节伤病史;滑雪运动员的运动损伤中,膝关节损伤占70%。膝关节运动损伤高发,其中,内侧副韧带损伤是比较多见的。

内侧副韧带损伤多见于 21～30 岁群体,常常有明确的外伤史,多由剧烈运动损伤所致,三大球类运动(篮球、足球、橄榄球)、滑雪、体操等项目多见。除了膝关节外侧直接受撞伤外,更多的内侧副韧带损伤为非接触性,常发生于急停及暴力扭转等动作,比如在足球运动中,对脚和铲球动作相对危险;在滑雪运动中膝关节本身就处于外翻姿势,侧方摔倒等容易损伤内侧副韧带。目前随着社会发展,机动车数量剧增,车祸等导致膝关节多韧带损伤极为多见,其中往往合并内侧副韧带损伤。

39 内侧副韧带损伤可能会有哪些表现?

一般在运动中出现下面这些表现就要高度警惕内侧副韧带损伤:

(1)膝部有明显的外翻位受伤史,多见于膝盖外侧被撞了一下,以扭着的姿势使得膝盖内侧摔到地上的,对膝盖内侧的韧带自然会产生拉伤。

(2)膝盖内侧疼痛、肿胀,随着伤后时间延长部分可出现皮下淤血。

(3)部分断裂时走路疼痛。

(4)完全断裂时疼痛剧烈,患肢不能站立及行走。

(5)疼痛与压痛点局限于膝关节内侧,韧带完全断裂者,局部可触及凹陷

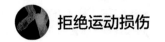

缺损。

当有上述表现时应立即保持患肢伸直位,不要活动及踩地,冷敷疼痛的地方,尽快前往医院由专业医生进行查体(浮髌试验阳性,韧带应力试验阳性等),排除其他结构损伤,并结合辅助检查(X线、核磁共振等检查)确认。如果发生内侧韧带损伤后,没有及时就医,会导致膝盖内侧不稳定,甚至导致继发性关节炎。

40 内侧副韧带损伤的严重程度如何划分?

对内侧副韧带损伤的治疗,一般根据其严重程度采取不同的治疗方法。根据美国医学会运动委员会出版的《运动损伤的标准命名法》,将内侧副韧带损伤分为3度:

(1)Ⅰ度:轻度损伤,有韧带纤维的少量撕裂,局部压痛但是不伴有关节失稳。

(2)Ⅱ度:中度损伤,韧带纤维的部分断裂,同时伴有轻中度关节失稳。

(3)Ⅲ度:重度损伤,韧带完全断裂,伴有关节显著失稳。

41 如何保守治疗内侧副韧带损伤?

专业的医生进行疾病的诊断及严重程度的充分评估后,对于Ⅰ~Ⅱ度损伤,可以保守治疗,功能锻炼贯穿整个受伤及恢复过程中,要加强下肢力量的练习。不同时期锻炼方法各异,且个体之间也有不同,需在医师指导下完成。

(1)一般支具固定4周,伤后4~6周可逐渐不用支具,逐步恢复运动。

(2)自我比较双侧膝关节力量,若患膝力量达到对侧力量至少一半时,可以开始前向跑步练习。

(3)患膝力量达到对侧绝大部分力量时,可以开始敏捷性训练及冲刺跑练习。

(4)患膝力量几乎达到对侧全部力量时,可以逐渐开始受伤前的运动及锻炼。

(5)能顺利完成单足跳(纵向、横向)、折返跑、跳绳等,则认为膝关节稳定,恢复顺利。

42 如何治疗内侧副韧带损伤?

需要手术治疗的内侧副韧带损伤患者有:Ⅲ度损伤合并关节其他结构损伤者;Ⅲ度单纯内侧副韧带损伤,但患者为足球、跆拳道、柔道等对膝关节侧方稳定性要求高的运动员;膝关节不稳定的伤者。

一般对于单纯的内侧副韧带损伤,新鲜损伤多采取直接缝合修复加固的办法,必要时可移植身体其他肌腱以稳定膝关节,合并其他结构损伤的同时处理其他损伤。对于陈旧性损伤,一般采用移植自体肌腱或人工韧带的办法重建内侧副韧带。内侧副韧带属于关节外的肌腱,无法进行关节镜下手术修复,但是可以微创关节镜下清理、定位辅助内侧副韧带修复,这样手术切口和创伤就比较小了。

43 怎样才能避免内侧副韧带损伤?

(1)充分的热身准备活动:正式运动开始前,进行充分的热身准备活动是避免损伤的重要条件,特别是下肢的活动。良好的准备活动能够增加肌肉与韧带的延展性,也能增加膝关节的灵活和协调性,对膝关节损伤的预防具有非常大的作用。对于本身存在膝关节疾病的人群,可以根据情况适当选择护具,降低运动强度。

(2)加强基本医疗常识的学习:了解常见运动损伤的常识,加强自我保护,避免损伤。一旦发生损伤,应及时合理处置,加紧治疗,而不是忍痛继续训练及运动,以免发生二次损伤。

(3)合理安排运动计划:应该制订合理的锻炼和运动计划,科学训练。遵循

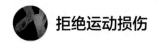

"循序渐进"的原则开展运动,强度由小到大慢慢递进,时间逐渐延长。因为如果运动负荷安排不足,就不能突破极限,超越自我;如果运动负荷过重会给身体造成非常大的损伤,容易发生严重的伤病。

平时应该根据自己喜好的运动有所侧重地加强肌肉、韧带以及关节力量的练习,以更好地稳定关节,强化膝关节功能,达到"防病于未然"的目的。

(4)进行合理科学的恢复性训练:虽然膝关节内侧副韧带损伤后有较强的自我修复能力,但修复的韧带组织微观结构不正常,生物学强度必然相对降低,所带来的膝关节不稳、肌肉萎缩等将不同程度地影响训练或运动,所以伤后采取合理、恰当的康复性训练显得格外重要,它不仅能促进损伤韧带和膝关节功能的恢复,也有助于提高韧带组织对运动的反应能力。

44 如何自己处理运动扭伤?

(1)伤后立即制动固定,可以避免二次损伤。

(2)冷敷:一般在受伤后48小时内冷敷,既可以促进受伤局部血管收缩、减少出血及降低炎症反应等,又可以起到麻醉样的镇痛效应。

(3)早期应用镇痛药物(最多见的就是芬必得),减轻创伤后局部疼痛及肿胀,抑制炎症,使患者能早期恢复关节活动及肌力练习,缩短康复时间。

(4)伤后早期避免热敷、口服及外用活血化瘀药物,如三七粉、红花油、活络油等,以免增加局部出血,加重肿胀。当然更不应该忽视让专业医生检查,避免延误病情。

总而言之,应科学训练,掌握正确的运动技巧,提高自我保护意识,并通过一些辅助训练加强膝关节功能,避免膝关节内侧副韧带损伤,保护自身的运动能力,避免发生运动损伤。

45 什么是"鹅足""鹅足滑囊"?

"鹅足"是由人大腿前侧缝匠肌、股薄肌、半腱肌的肌腱汇合而成,因其外形类似鹅足,故称"鹅足",也称之为"鹅足肌腱"。它位于人的膝关节内下方,像爪子一样将小腿骨紧紧"抓"住。它可以使膝关节屈曲活动,还可以使膝关节向内旋转,并保持膝关节稳定,使膝关节不至于过度旋转活动。

"鹅足滑囊"是位于膝关节内下方,胫骨与"鹅足"之间一种含有液体的囊性缓冲装置。它可以促进人体骨与"鹅足"间的滑动,并减少它们之间的摩擦和压迫。

46 哪些人容易患鹅足滑囊炎?

鹅足滑囊炎主要表现为膝关节内下方疼痛,并有压痛,局部肿胀,影响膝关节屈伸活动。以下人群易患"鹅足滑囊炎":

(1)跑步者:由于频繁、持久的跑步,组成"鹅足"肌腱的肌肉反复收缩,致使"鹅足"与骨、滑囊反复摩擦,使滑囊壁水肿、增厚,形成炎症,并分泌炎性物质。

(2)骑马者:骑马时双侧膝关节内侧紧紧贴附马的身体,马行走时,使膝关节内侧与马的身体产生摩擦,长时间骑马,反复摩擦,使滑囊产生炎症。

(3)经常做膝关节屈曲活动的人群:此类人群,由于反复屈曲膝关节,使滑囊与骨和"鹅足"之间产生摩擦,长时间摩擦,使滑囊水肿、增厚,产生炎症。

47 膝关节内下方疼痛就是鹅足滑囊炎吗?

不是所有的膝关节内下方疼痛就是鹅足滑囊炎,很多原因都会使膝关节内下方疼痛,如内侧半月板损伤、内侧副韧带损伤。但是,当膝关节内下方疼痛时不能忽略鹅足滑囊炎。

48 怎样才知道自己得了鹅足滑囊炎?

首先,自己近期是否有跑步习惯,或频繁屈曲膝关节活动,或有长时间摩擦膝关节内侧的动作;其次,在膝关节内侧有固定的一点疼痛,压之疼痛明显加

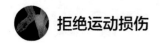
重;最后,当停止跑步、过多屈曲膝关节及持续摩擦膝关节内侧,疼痛缓解。具有以上几点,就很有可能得了鹅足滑囊炎。

49 怎样治疗鹅足滑囊炎?

需要立即停止正在进行的运动,减少对膝关节内侧持续刺激;局部热敷、按摩,也可以局部涂抹消炎止痛药膏,口服消炎止痛药物,促进局部炎症消退。如上述治疗效果不佳,可行局部药物封闭治疗。当保守治疗无效,膝关节内侧疼痛明显,影响正常生活时,就需要到医院行手术治疗。

50 怎样预防鹅足滑囊炎?

对于好发人群,应该尽可能减少鹅足滑囊炎的发生,避免造成痛苦。跑步人群在跑步前应该热身,由专业人士给予指导,避免膝关节内收,使"鹅足"牵拉。骑马者应将膝关节稍远离马身体两侧,减少膝关节内侧过多的摩擦。经常做膝关节屈曲活动的人群,应该减少甚至停止膝关节过多屈曲,以使膝关节内侧的滑囊与骨和"鹅足"之间减少摩擦,避免发生鹅足滑囊炎。

51 半月板的结构如何?

人的膝关节(膝盖)是一个负重非常大而且极其重要的结构,大腿骨(股骨)和小腿骨(胫骨)的活动靠膝关节内结构的支撑及保护。在每个膝关节股骨和胫骨接触的内侧和外侧,分别有类似垫片样的结构,我们称之为半月板。半月板上表面接触股骨,略凹陷,下表面接触胫骨,较平坦,中间薄周围厚,内侧边缘游离。内侧半月板较大,像英文字母的"C"形;外侧半月板较小,类似于"O"形。半月板的形状使得球形的股骨端与较平坦的胫骨端更加稳定,便于膝关节活动自如。半月板随着膝关节运动而有一定的移动,腿伸直时半月板向前移动,膝盖弯曲时向后移动。

52 半月板有什么作用？

半月板在膝关节运动中起到了重要的作用。首先,半月板在膝关节运动过程中,能吸收股骨传导至胫骨的震荡,起缓冲作用。人在平躺时,膝关节是不负重的,股骨和胫骨之间的半月板衬垫其中,几乎不受力。人在站立、行走、上下楼时,股骨和胫骨间受力增加,半月板承受了约70%的压力。半月板弹性及韧性均较大,吸收了大部分的震荡,尤其是在人弹跳、剧烈运动时,防止了这2块骨骼直接受力和相互摩擦,更好地保护了膝关节。其次,半月板还能维持膝关节的稳定,使膝关节向各个方向运动时更加协调。比如,在伸直和弯曲膝关节时,富有弹性和张力的半月板会跟着运动,适应股骨和胫骨之间的形状,维持膝关节的稳定和运动的协调。最后,半月板还起润滑关节的作用。膝关节内分泌的关节液,类似于机器中的润滑剂,半月板可将关节液均匀涂抹于关节表面,减少关节内的摩擦力。半月板正是由于存在以上重要的生理作用,才保证了膝关节可长年负重运动。

53 什么是半月板损伤？

半月板损伤是膝关节内最常见的损伤性疾病,根据发病的原因,可分为急性外伤性损伤(主要是由于受伤引起的)和慢性退变性损伤(主要是老化引起的)。急性半月板损伤,常常会有明确外伤经历,特别是从事足球、篮球、体操等运动项目的专业运动员最为多见。比如,篮球运动员在跳起投篮、突破或急停时,足球运动员在疾跑转向、急停转身或射门时,或体操运动员在落地时,这些突然、急剧的动作产生的挤压超出半月板的承受力,很容易导致半月板的撕裂伤。发生的过程主要是当膝关节突然旋转,或跳起落地伴扭转时,会突然感到膝关节疼痛剧烈,关节里像被"卡住",不能伸直,并迅速出现关节肿胀。

而慢性半月板损伤,患者可能没有明确的外伤史,主要症状表现为:

(1)膝关节疼痛,走路时更明显,坐下或躺下休息时会明显减轻。

(2)膝关节活动时,听到"咔嗒声",关节便不能伸直,忍痛挥动几下小腿,

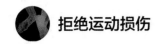

再次听到"咔嗒声"后,关节又可伸直。这种称为交锁,可以偶尔发生,也可以频繁发生。频发交锁会影响走路、站起或蹲下等膝关节参与的日常活动。

(3)上、下楼梯时,可出现打软腿症状,表现为患膝关节突然无力感(膝关节关节不稳或滑落感)。

(4)膝关节肿胀可能不明显,膝关节屈伸等日常功能也可能不受影响。

(5)损伤后期,可能出现大腿前面的大块肌肉(股四头肌)萎缩,大腿变细等表现。

(6)在膝关节周围按压,会明显感到痛,疼痛范围比较小而固定。

54 半月板损伤时,膝关节内其他结构也会损伤吗?

除了半月板外,维持膝关节稳定、保证膝关节正常屈伸运动等日常活动的结构还包括前、后交叉韧带,内、外侧副韧带(其他章节介绍)等。剧烈运动导致半月板损伤时,有时会伴随膝关节内其他结构的损伤。当合并这些重要结构损伤时,患者膝关节疼痛会更剧烈、肿胀会更明显,关节不再稳定,不能屈伸活动,日常活动严重受限,必须就医治疗,若不治疗,任其发展,膝关节功能将难以恢复。

55 半月板损伤后需要做什么检查?

X 线片是最常见、最快捷的影像学检查方法,但不能用于直接诊断半月板损伤。膝关节扭伤拍 X 线片可以排除膝关节内有无骨折,如是否有骨碎片脱落在关节内、有无其他部位的骨折。如怀疑有骨折发生,可行 CT 扫描检查以确诊。确诊半月板损伤还需要做 MRI。该检查是迄今为止诊断半月板损伤和膝关节内部结构最佳的影像学检查手段,准确率达 98%。其特点为无创、高分辨率。

关节镜是对膝关节内病变,包括半月板损伤诊断准确性最高、最直观的检查方法。具体检查方法是:打个小孔(约 0.8 厘米),把一条能观察、能治疗操作的硬质内镜放进关节进行诊断和操作。但关节镜不是半月板撕裂的常规检查手段。只有初步诊断为半月板撕裂，为证实诊断并同时进行关节镜手术处理时，关节镜才能显示其优越性。

56 什么情况下可诊断为半月板损伤？

为了准确做出半月板损伤的诊断，首先有膝关节受伤的经历，比如运动员急性的扭伤或有长期从事重体力劳动的职业。其次，感觉到膝关节出现疼痛，或活动时卡住了（即交锁），有时听到"咔嗒声"后关节便不能伸直，忍痛挥动几下小腿，再次听到"咔嗒声"后关节又可伸直；或者在行走尤其是上下楼时出现打软腿。患者感觉自己大腿变细了，膝关节周围有固定位置一按压就会痛（压痛点），或起立、下蹲时疼痛加重。经医生检查，有典型的磁共振影像表现。

57 半月板损伤后能自愈吗？

半月板中血液供应丰富的区域有一定的自愈能力。损伤部位是否属于血液供应的部位，需要关节镜及核磁共振检查才能发现。半月板中央部位无血液供应，其营养主要来源于关节内的液体，只有半月板外围的边缘部分（占半月板的 10%~30%）有血液供应。因此，除了半月板外围的边缘撕裂容易愈合外，其他部位撕裂由于没有血液供应，很难愈合。将半月板分为 3 个区，即红－红区（又叫血运丰富区），红－白区（又叫血运边缘区）及白－白区。红－红区有血液供应，撕裂后愈合能力强；红－白区位于有血压供应和没有供应的交界处，有一定愈合能力，但不如红区强；白－白区没有血液提供营养，损伤后极难愈合。因此，半月板损伤在红－红区和红－白区，在妥善修复后可以愈合。

58 半月板损伤若不治疗，会有什么后果？

轻微半月板损伤的症状不严重，膝关节疼痛较轻，肿胀不明显，不影响膝关节功能，一般可自行愈合。较严重的半月板损伤的症状明显，膝关节疼痛严重，

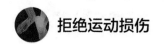

肿胀明显,日常活动受限,提示半月板撕裂较为严重,有关节内出血可能,建议就医检查处理。若听之任之,不予理睬,急性期过后,膝关节疼痛肿胀会有所减轻,但常会有关节疼痛,活动时有弹响,甚至出现关节交锁,长此以往,破损的半月板边缘会不断摩擦股骨和胫骨软骨,关节软骨逐渐毛糙、破损,膝关节会提前退化,出现膝关节内游离体形成(破碎的骨或软骨掉到关节内)、骨赘形成(长出多余的骨质)、关节畸形等骨关节炎表现,严重影响患者的日常生活。因此,半月板损伤后应及早治疗。

59 半月板损伤的治疗方案包括哪些?

半月板损伤的治疗方案主要包括保守治疗、关节镜下半月板缝合术、关节镜下半月板部分切除、关节镜下次全切术、关节镜下半月板全切术以及半月板移植术。目前临床实践中,半月板移植术尚在观察效果阶段。

损伤比较轻时,可以采用半月板缝合术,条件包括:半月板撕裂位于半月板周边血供较好区域;损伤类型是完全垂直的,纵向撕裂长度 > 10 毫米;半月板完整,没有老化;在损伤的急性期内;如果半月板损伤处血管比较丰富,治疗效果比较满意。而如果半月板损伤位于血液供应较差的部位,即使能够缝合修补,愈合能力也很差。

另一种是半月板部分切除术。该手术方式是尽量减少半月板切除部分,避免半月板的全部切除。半月板部分切除术具有创伤小、风险小、术后能早期锻炼腿部功能等优点,可以大大减少或推迟膝关节老化、退变的发生,目前得到广泛的应用。

半月板全切除术是完整切除全部半月板,能很好地缓解症状,有效改善膝关节功能。但是,切除半月板后,膝关节内原半月板位置虽能长出瘢痕组织,部分替代半月板功能,但瘢痕组织在关节内的缓冲作用比正常的半月板弱,胫骨上端压力较原来增加 3 ~ 5 倍,易引起膝关节骨关节炎等并发症。目前这些手术方式均在关节镜下完成。

60　什么是关节镜下微创手术，其优点是什么？

关节镜是将一个细长的探头伸到关节内部，既能看到关节内的样子，也能直接在关节内进行手术操作。关节镜手术治疗半月板损伤的优势在于手术切口小、创伤轻、术后可早期恢复功能锻炼。同时还可很好地观察膝关节内部的各部分，了解是否伴有关节软骨、韧带损伤等复合伤，以便一并治疗。目前，关节镜手术已代替开放手术，成为半月板损伤治疗的最佳手段。半月板关节镜下部分切除术具有微创、风险小、术后能早期进行功能锻炼等优点，可以大大减少或推迟远期膝关节退变的发生。但有文献报道，半月板部分切除术后仍会造成膝关节软骨退化损伤，而且部分切除术后，半月板受力不均，有些人接受手术后，半月板其他区域会形成新的撕裂，可能需要再次治疗。

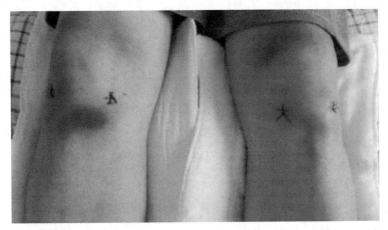

图3-8　膝关节镜手术的微创切口

61　关节镜手术后的注意事项有哪些？

关节镜手术以后即用软垫垫高下肢，麻醉消退后开始活动足趾以及脚踝，促进血液循环，防止肿胀，减少血栓形成。做手术的腿应抬高。如果疼痛不明显，可尝试收缩股四头肌（即大腿前侧肌肉），绷紧及放松。可扶拐下床，注意地

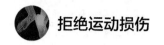

面上的水或其他物体,避免滑倒。术后约 7 天伤口拆线。术后早期不能过多行走,否则极易引发关节内的出血和肿胀,影响功能恢复及组织愈合。术后 2 周后,若关节无明显肿、痛、不稳等症状,可正常步态行走。术后 2 个月时可全面恢复日常活动,术后 3 个月可全面恢复运动或剧烈活动。但是,术后的锻炼因手术方式不同而异。如行半月板缝合手术,则术后需戴支具 6 周,要求晚负重,屈曲活动不能太剧烈。

62 如何预防半月板损伤?

在进行剧烈运动前要做好准备活动,让膝关节周围的肌肉韧带充分活动。加强股四头肌(抬高大腿)的力量练习,增加关节稳定性。避免在疲劳状态下进行剧烈的运动,以免因反应迟钝、活动协调性差引起半月板损伤。运动时注意个人防护(如佩戴运动护具),防止运动中的意外损伤。日常生活中,要能预见意外发生的可能性,充分利用身边的工具帮助降低半月板意外损伤。如上下公车或上下楼的时候,不要过于匆忙,可借助扶手帮助稳定身体再迈步走。要长期半蹲工作的,最好每隔一段时间变换劳作的姿势,稍作休息。

63 运动员半月板损伤后还能恢复如初吗?

有报道,经过手术及术后康复训练的运动员有 70% 以上可以恢复到受伤前的训练水平,只有不到 30% 的运动员不能恢复,他们多感觉膝关节存在异样或不稳定。对于运动员来说,半月板损伤术后,严格按照术后康复训练计划训练后,大多数都可以重返运动场,对运动能力基本没有影响。但必须注意运动姿势和运动的强度,此外还要注意运动保护,如佩戴运动护具防止运动中的意外损伤。总之,半月板损伤后会出现关节疼痛、肿胀等症状,关节活动受到限制,行走不便,影响患者日常生活。若置之不理,可发生关节退化,膝关节骨关节炎等并发症,严重时可导致关节畸形。因此,平时应做好预防,一旦出现症状,及时到正规医院进行治疗,避免错过康复的最佳时期。

第四章
踝关节损伤

1 跟腱有什么特点?

(1) 跟腱是人体最厚、最强的肌腱,由腓肠肌和比目鱼肌的肌腱在足跟上方约 15 厘米处融合而成。

(2) 跟腱在跟骨结节以上 2~6 厘米范围内血供最差,这就是为什么这一区域是跟腱损伤的好发部位。

(3) 跟腱内的血管数随年龄的增长逐渐减少。

2 什么是跟腱炎?

跟腱炎主要是指跟腱及周围的腱膜在行走、跑跳等剧烈运动时遭受劳损,发生部分纤维撕裂、充血、水肿、变性,甚至钙化等,以局部疼痛,足跟不能着地,踝关节(脚脖子)上翘疼痛加重等为主要表现的无菌炎症性疾病。

跟腱炎多见于从事跑跳、球类运动的运动员,喜欢爬山的人、芭蕾舞演员等;普通人群相对少见。对运动员来说,它是最多发、最严重的疾病,治疗不当常导致部分或全部跟腱断裂,会提前终结其运动生涯。

跟腱炎的病因较多,目前还不太清楚。很多专家认为,过劳、运动训练错误、鞋不合脚、由僵硬和无力引起的解剖学异常等是引起跟腱炎的因素。但也有人认为,跟腱炎的发生由可能与年龄有关的退变及腱组织缺血所致。此外,跟腱炎的病因还与自身免疫、遗传性胶原异常、神经功能不全、应用喹诺酮药物等有关。

3 跟腱炎有哪些表现?

①跑跳时跟腱疼痛,重者走路时也会疼痛;②跟腱周围变粗,呈梭形变形;③足下垂踮脚行走疼痛;④跟腱周围压痛;⑤踝关节上翘时疼痛;⑥足尖蹬地痛。

4 如何判断自己是否得了跟腱炎？

看有没有跟腱炎的不适表现；有没有引起跟腱炎的危险因素，如每天跑步的距离、路面的状况、运动的类型、疼痛的性质、有无系统性疾病、有无局部注射药物等。

若自己无法判定，可前往医院进行相关检查：体格检查，包括跟腱末端和腱本身有无肿胀、增厚、小结节、明确的压痛点以及踝关节的活动范围等；影像学检查，包括 X 线平片、B 超、MRI 和 CT 检查。当然，是否做上述检查应该到医院就诊后由专科医生来决定。

5 如何预防跟腱炎？

预防跟腱炎的主要措施包括：选择合适的跑鞋，减少鞋对跟腱的损伤概率；安排合理的训练量，训练前进行充分的准备，进行小腿后侧肌肉的拉伸练习，训练后正确的冷疗及充分的休息等。最重要的是，找出跟腱损伤的病因，减少再次发病或疾病进展的机会。

6 如何治疗跟腱炎？

1）保守治疗

（1）休息：无论运动是诱发了肌腱损伤，还是仅为肌腱损伤的一种诱因，合理休息均可改善症状并加快痊愈。特别是应尽量减少会使跟腱受到牵拉的运动，如爬山、爬楼梯及半蹲等运动。

（2）药物治疗。

（3）按摩，体外冲击波，中频等。

2）手术治疗

保守治疗无效者考虑手术治疗。

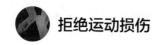

7 什么是跟腱断裂？

跟腱断裂通常发生在具有间断性休息、突然加速或跳跃特点的运动项目，如篮球、网球、滑冰和羽毛球。大多数跟腱断裂者为专业运动员和从事坐位工作的白领员工，以男性常见。其他危险因素包括局部或全身使用甾体类药物、肌腱血供缺乏和慢性跟腱退化变性。

跟腱断裂患者常描述听到或感到跟腱处"砰"的一声，稍感局部不适，随后出现踝关节活动受限、疼痛和肿胀，有时也可无明显症状。

跟腱发生断裂或怀疑跟腱断裂，应该到医院就诊。如果跟腱断裂明确，往往需要手术治疗。

8 什么是踝关节韧带损伤？

踝关节韧带损伤就是老百姓说的崴（或扭）脚脖子，是全身关节软组织损伤中最为常见的，可发生于任何年龄人群，以青少年较多见。在踝关节韧带损伤中，外侧副韧带损伤占90％，单纯内侧副韧带损伤较少见。治疗不当可引起日常生活中踝关节疼痛，继发踝关节不稳及踝关节炎。

根据踝关节外侧副韧带损伤的轻重程度不同可分为以下3度：

（1）Ⅰ度损伤：韧带松弛，无明显撕裂，局部无肿胀、压痛，踝关节功能正常或轻度丧失，没有不稳定。

（2）Ⅱ度损伤：韧带部分撕裂，局部有中度的疼痛、肿胀、压痛，踝关节功能部分丧失，有轻度或中度的不稳定。

（3）Ⅲ度损伤：整个韧带撕裂，局部有明显的疼痛、淤血、压痛，踝关节功能完全丧失、不稳定。

9 踝关节外侧副韧带在什么情况下易损伤？

大多数是在不平的路面上行走、跑步、踩到石子、跳跃或下楼梯时，踝关节跖屈位(即足下垂位),足突然向内侧翻转,足的前外侧着地,使足过度内翻而引起踝关节外侧副韧带损伤。

10 踝关节外侧副韧带损伤患者一般有什么外伤史?

一般都有踝关节跖屈(足下垂)内翻的急性受伤史,伤后踝关节外侧疼痛、肿胀、出现皮下淤血青紫,严重者不能负重行走。慢性损伤大多数因首次外侧韧带损伤时,未得到适当的治疗,使撕脱的韧带、关节囊未获得良好的恢复。患者感觉踝关节在一般的工作强度下酸胀不适,阴雨天及受凉后加重,走路时感到踝关节不稳,经常发生足突然内翻扭伤。

11 踝关节外侧副韧带损伤后该做什么检查?

合并骨折、脱位的踝关节损伤大多能引起患者和医生的重视,得到及时的诊治。单纯韧带损伤患者往往拒绝系统诊治,医生也常不重视,因此遗留的问题比较严重。所以,发生踝关节扭伤后应该常规到医院运动医学科或骨科就诊。

(1)X线片检查:常规 X 线片一般无异常征象,需拍摄应力位 X 线片。

(2)核磁共振检查:MRI 具有无创伤、快速、诊断准确率高等优点。

(3)踝关节造影检查:可显示急性韧带撕裂伤。检查应在伤后 72 小时内施行,否则会因断裂的韧带闭合而出现假阴性。

12 踝关节外侧副韧带损伤后如何处理?

1)急性踝关节外侧副韧带损伤的处理

(1)Ⅰ度损伤:可用非甾体类的消炎镇痛药,踝关节绷带缠绕或护踝限制踝关节内翻,足下垂活动 1~3 周,早期进行踝关节锻炼。

(2)Ⅱ度损伤:除应用药物外,应行局部固定治疗。可用胶带条固定或弹力绷带固定,限制踝关节内翻及足下垂,固定 3 周。症状严重者,则用石膏固定。固定期可扶拐非负重行走。

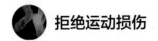
（3）Ⅲ度损伤：必须重视，早期治疗。保守治疗为用"U"形石膏将踝关节固定于轻度外翻位，3~4周后去除固定，进行踝关节功能锻炼。也可手术治疗，术后用石膏固定足于轻度外翻位6周，以后用弹性绷带固定，行踝关节的功能锻炼，负重行走。

2）慢性踝关节外侧副韧带损伤的处理

保守的方法是进行局部封闭及穿高帮鞋、垫高鞋底外侧和锻炼腓骨肌综合治疗。严重陈旧性踝关节外侧副韧带损伤而引起的慢性外踝不稳患者，需行踝关节外侧副韧带重建术。

13 怎样预防踝关节外侧副韧带损伤？

（1）进行踝关节外侧肌肉韧带力量的锻炼，即行足外翻动作的练习。

（2）踝关节外侧副韧带柔韧性的锻炼，即踝被动内翻行外侧副韧带的拉伸锻炼，足尖站立及足尖行走锻炼，增加踝关节的平衡及稳定性。

（3）爬山等强度较大的户外运动建议穿高帮鞋、系紧鞋带；累了及时休息，使踝关节周围韧带肌肉尽快恢复力量，减少因疲劳导致的损伤机会。

14 踝关节外侧副韧带损伤后一定要固定及制动吗？

根据韧带损伤严重程度的不同，需要制动或固定等处理，如果不正确制动及固定，损伤的韧带修复不好会引起更长时间的疼痛，可能会导致踝关节不稳、发生习惯性崴脚、踝关节过早出现退变及创伤性踝关节炎。

15 踝关节外侧副韧带损伤后需要立即按摩及搓揉损伤部位吗？

踝关节扭伤后不能马上按摩及搓揉损伤部位，因为踝关节扭伤局部伴有微小血管的损伤，按摩及搓揉会加重血管的损伤，可能会引起更严重的肿胀及出血；如果合并骨折会引起骨折的错位等严重后果。正确的做法是踝关节制动，到医院就诊。

16 踝关节外侧副韧带损伤后需要马上热敷和用活血化淤的药物吗？

踝关节扭伤不能马上热敷和用活血化淤的药物，因为踝关节扭伤的早期会伴有微小血管的损伤，热敷和使用活血化淤的药物会使血管扩张，导致血管壁通透性增加，即血管渗出，增加引起伤处更明显的肿胀及出血。所以，伤后 24～48 小时不应该热敷及使用活血化淤的药物，应该冷敷使血管收缩，减少损伤区渗出，待伤后 24～48 小时再行热敷及使用活血化淤的药物。

17 什么是踝关节三角韧带？

三角韧带是踝关节内侧唯一的韧带组织，是踝关节周围韧带中最坚强的组织，对稳定踝关节具有重要的作用。而单独三角韧带损伤少见。由于三角韧带结构解剖复杂，外伤后一般不能引起重视，且常常被认为可以自动修复，而放弃进一步治疗，往往遗有踝关节不稳、疼痛等症状。

18 什么情况下容易出现踝关节三角韧带损伤？

三角韧带损伤可分为急性和慢性损伤，急性损伤多见于：跑着下楼时、走在不平的地面，以及跳舞时突然遭受外翻力导致踝关节外翻。三角韧带损伤会引起一系列不适，治疗不及时可能引起慢性内踝不稳。

19 踝关节三角韧带损伤患者需要做什么检查？

怀疑有三角韧带损伤的患者，需拍踝关节正侧位及外翻应力正位 X 线片，CT 检查对三角韧带损伤的诊断价值不是很大，核磁共振是三角韧带损伤常用

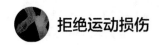

的检查,它能清晰地显示三角韧带结构;超声检查也可以用于三角韧带损伤的诊断。必要时可行踝关节镜检查,其可以提供踝关节内部结构的详细信息。

20 怎样处理急性踝关节三角韧带损伤?

急性三角韧带损伤症状:在内踝往往存在沿着三角韧带的淤血、压痛(以内踝尖下方压痛最明显)、肿胀及松弛,踝关节活动范围(主要是外翻)较健侧明显增大。

若三角韧带深层完好,采取保守治疗即可:可用非甾类的消炎镇痛药,踝关节绷带缠绕或护踝限制踝关节外翻、跖屈活动1～3周,早期进行踝关节锻炼。

对于伴有三角韧带深层损伤的治疗有2种观点:一部分学者主张非手术治疗,包括局部制动、冰敷、抬高患肢等;一部分学者主张外科治疗破损的三角韧带,否则会引起踝关节不稳。具体如何治疗应该由专科医师根据患者的年龄、职业及诉求等因素综合决定。

21 怎样处理慢性踝关节三角韧带损伤?

慢性三角韧带损伤也叫陈旧性三角韧带损伤,多为急性损伤处理不当所致,也可为慢性磨损导致的三角韧带厚度变薄、弹性下降、韧性降低甚至断裂。三角韧带慢性损伤典型症状为"打软腿"及内踝不稳定,主要表现为平地行走、下楼梯及下坡时的无力感。特别是在内踝区域。疼痛可只存在于内踝区域,也可同时存在于内踝和外踝。辅助检查包括关节X线片及核磁共振检查。

保守治疗:以肌肉力量锻炼为主,包括胫骨后肌、胫骨前肌、踇长屈肌等。手术治疗:保守治疗无效者应该考虑手术治疗。

22 什么是下胫腓韧带损伤?

下胫腓韧带损伤是引起踝部(脚脖子)疼痛、功能受限的原因之一,在踝关节损伤的治疗中往往被忽略。下胫腓韧带损伤需要更长的恢复时间,丧失运动能力的时间更长,更易导致残疾,严重影响踝关节功能,因而在踝关节损伤中不可忽视是否存在下胫腓韧带的损伤。

下胫腓韧带损伤的主要原因是踝关节过度外旋和足上翘。外旋暴力导致的韧带联合损伤,实质是增大了踝穴的宽度;踝穴的增宽也可因足背的过度上翘将距骨的前侧挤进踝穴内,引起下胫腓韧带的损伤。

23 如何处理下胫腓韧带损伤?

下胫腓联合处肿胀、皮下淤斑、踝关节疼痛、压痛时应怀疑下胫腓韧带损伤,应该到医院运动医学科或骨科门诊就诊。需要的检查包括:X 片检查(踝的正、侧位及踝穴位片)、CT 和 MRI 检查。如果上述检查不能确诊,必要时行踝关节镜检查。

24 如何治疗下胫腓韧带损伤?

下胫腓联合韧带损伤分为急性损伤、亚急性损伤和慢性损伤。急性损伤是指伤后 3 周之内。根据损伤程度分 3 型:

(1)Ⅰ型:为单纯扭伤,无下胫腓分离。

(2)Ⅱ型:为隐性分离,即只有外力下摄片才能发现的分离。

(3)Ⅲ型:为明显的分离。

急性损伤的治疗:Ⅰ型损伤只是韧带扭伤而没有下胫腓联合的分离,即下胫腓联合稳定性良好,只需对症治疗,包括休息、冷敷、加压包扎、抬高患肢、石膏夹板固定 2 周;Ⅱ型损伤存在着隐性的下胫腓分离,腓骨如能闭合复位,则可保守治疗,石膏外固定 4~6 周,去石膏后行踝关节功能锻炼及逐渐负重;Ⅲ型损伤保守治疗常复位不良,踝穴不稳,易导致疼痛和晚期并发创伤性踝关节炎,需手术治疗。

对于亚急性和慢性陈旧性下胫腓联合的分离,需要手术治疗。

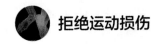

25 什么是踝关节撞击综合征?

踝关节撞击综合征是由踝关节周围软组织和骨在运动时相互碰撞、挤压引起的踝关节疼痛、行走及运动功能受损的踝部疾病,为踝关节慢性疼痛的重要原因之一。多见于运动量较大的年轻人和职业运动员。一般可分为前外侧撞击、前侧撞击、前内侧撞击、后侧撞击,其中以前外侧撞击征常见。

踝关节前外侧撞击综合征主要表现为外踝(脚脖子外侧)前下方疼痛、肿胀,踝关节背伸(脚脖子向上翘)活动受影响并伴有疼痛加重。然而,引起外踝处肿痛的原因很多,有以下 6 种表现中的 5 种出现时,就可诊断为踝关节前外侧撞击综合征。这 6 种临床表现为:踝关节前外侧压痛,踝关节前外侧肿胀,踝关节背伸和外翻时疼痛,患踝单腿下蹲疼痛,踝关节活动痛,无踝关节不稳。

26 踝关节外侧撞击如何检查及诊断?

由于踝关节前外侧撞击综合征是软组织撞击所致,所以普通 X 线片检查常无异常发现。

核磁共振对踝关节前外侧撞击综合征的诊断价值仍有争论。一般认为,踝关节常规核磁共振检查对诊断前外侧撞击不敏感,但对前距腓韧带肥厚和外侧沟内软组织填充的诊断有作用,因此在怀疑有撞击时应行核磁共振检查,对除外其他情况及解释病变有帮助。

对踝关节前外侧撞击综合征的诊断主要依靠病史、临床症状和体征,可行 X 线片检查以除外骨或骨软骨损伤,应力位 X 线片鉴别有无关节不稳。MRI 检查由于对踝关节前外侧撞击诊断的特异性、敏感性不高,而花费较高,不建议作为常规检查。

27 踝关节前外侧撞击如何治疗?

踝关节前外侧撞击综合征的治疗主要分为保守治疗和关节镜手术治

疗，保守治疗持续 3 个月以上无效则行关节镜手术治疗。目前普遍认为关节镜治疗是最终的、有效的治疗手段。保守治疗有理疗、制动休息、使用非甾体消炎药、踝关节康复练习、封闭治疗等，根据患者情况选择各种方法综合使用。关节镜手术治疗主要是行关节清理术，切除增生的滑膜和受到撞击的软组织团块，但术前需排除引起外踝疼痛的其他疾病。术后无负重托支具固定 5 ~ 7 天，随后佩戴可调节支具进行负重功能锻炼，术后 1 ~ 2 月可安全恢复活动。

28 什么是踝关节前侧撞击？

踝前撞击综合征的典型临床症状是疼痛，伴有足背伸活动嵌顿感。检查见足背伸活动疼痛、受限，偶尔可触及软组织肿胀。

一般情况下，仅需常规 X 线检查，即可评估骨赘大小和胫距关节间隙。距骨骨赘多发生于胫距关节的内侧，胫骨骨赘发生于外侧。踝前侧撞击症一般不需骨扫描或 CT 检查，常规 MRI 检查对于进一步评估骨及软组织异常有意义，便于指导治疗方案的制订。

大多数踝前侧撞击症患者可采用保守治疗；对保守治疗无效者，可考虑关节镜下切除骨赘和异常的软组织，并冲洗关节，术后支具固定 5 ~ 7 天，去除支具后鼓励患者行关节活动度训练，大多可取得良好功能改善和症状缓解。手术后疼痛的缓解程度取决于手术时胫距关节的稳定性和退变情况。

29 什么是踝关节后侧撞击？

踝关节后侧撞击综合征疼痛主要位于踝关节后方，脚脖子下垂时胫骨后侧与跟骨之间的软组织或骨受到挤压可加重疼痛。有些患者过度足上翘也会产生疼痛，因为过度足上翘可导致后方关节囊和距腓后韧带受到牵拉。体检时，距骨后方可有压痛，可在腓骨肌腱与跟腱之间触及。被动脚脖子下垂试验时应让踝关节上翘90°，反复快速上翘下垂踝关节并将足反复轻度外旋和内旋。可在最大脚脖子下垂位旋转足,以摩擦胫骨与跟骨间的距骨后突或三角骨。试验阴性即可排除后侧撞击综合征,如为阳性且伴有后外侧压痛,可行诊断性封闭。封闭应从后外侧入针,用利多卡因浸润距骨后突及胫骨后缘关节囊,如脚脖子下垂时疼痛消失,则可确诊为后侧撞击综合征。

X 线检查可显示过长的距骨外侧突或跗三角骨,有时距骨后突肥大或三角骨位于后外侧,侧位片上常与距骨内侧结节重叠。因此,常规侧位片上常无法发现三角骨及钙化灶。CT 可更清晰地显示距骨后侧的骨性解剖结构,观察到常规 X 线片不能显示的骨折。核磁共振影像上骨性异常可表现为骨髓水肿、骨折线或跗三角骨与距骨之间的软骨连接间有液体信号。此外,MRI 可以证实后侧关节囊或韧带增厚。

大多数踝后侧撞击对保守治疗可获得良好的疗效。经 3~6 个月保守治疗后,症状无明显缓解可考虑手术治疗:关节镜下切除增厚的软组织和骨性病变,并冲洗关节。

第五章
腕关节损伤

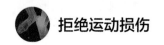

1 什么是腕关节?

腕关节就是日常生活中常说的手腕的地方。腕关节是全身关节中最复杂的关节,由桡骨与腕骨构成的关节、腕骨间关节和下方尺骨与桡骨构成的关节组成。这种复杂的关节组成,为手部及腕部发挥精细动作提供了有利条件。

2 什么是桡骨远端骨折?

人体上肢前臂(位于手腕之上、肘关节以下的部分,俗称小臂)由 2 根骨头组成,即位于外侧桡骨和位于内侧的尺骨。桡骨在前臂最下方与腕关节接触的部分称为桡骨远端,即桡骨距离身体中心最远的部分。发生在距离桡骨远端关节面 3 厘米以内的骨折称为桡骨远端骨折,此处是较坚硬的密质骨和相对松软的松质骨的交界处,力学结构较薄弱,受到暴力后易出现骨折。

若患者出现桡骨远端骨折后,骨折的手腕会逐渐肿胀、疼痛,腕关节活动受限,局部皮肤出现青紫淤斑。当骨折端错位比较明显时,桡骨的长度会塌陷缩短,因此手腕向外侧倾斜,从正面看形似"刺刀",称为刺刀样畸形;有时手腕向手背侧移位,从侧面看形似"餐叉",称之为银叉畸形。

桡骨远端骨折是日常生活中比较常见的骨折部位之一,多发生于老年人遭受低能量损伤时。由于老年人骨质老化出现骨质疏松,骨质承受暴力的能力降低,在经历轻微暴力时易发生骨折。如行走时不慎摔倒,手腕着地,暴力经手腕传递给桡骨远端,导致桡骨远端骨折。骨折常为粉碎性的。桡骨远端骨折也可发生在年轻人经历高能量损伤时,如高处坠落或者车祸等。

3 摔倒后出现手腕肿胀该怎么办?

当患者经历暴力如摔倒后,手腕出现肿胀、畸形、疼痛,同时因疼痛无法活动,应考虑可能出现了桡骨远端骨折。此时应及时到当地医院骨科就诊,医生会开具手腕的 X 线检查单子,根据 X 线表现判断是否出现桡骨远端骨折。

4 桡骨远端骨折患者该如何选择治疗方式?

桡骨远端骨折后治疗分为保守治疗和手术治疗,稳定性骨折进行保守治疗,不稳定性骨折需要手术治疗。对于老年人,仍然以保守治疗为主。一项国外研究显示,对于老年桡骨远端骨折病例,保守治疗仍是主流,但接受手术骨折内固定的病例数正在逐年升高。手术比例自 3% 逐渐增加至 16%,65～69 岁老人手术比例约为 10.9%,大于 85 岁的老人手术比例约在 1%。女性接受手术比例高于男性,年轻患者接受手术的比例高于老年人。另外,手术比例与经济是否发达有关,经济发达地区手术比例高于经济不发达地区。

5 如何保守治疗桡骨远端骨折?

当医生诊断为桡骨远端骨折后,对于骨折有移位的,首先会选择进行骨折手法复位。由于老年患者对疼痛耐受性差,医生会在受伤的腕关节注射麻醉药物,以减轻手法复位过程中的疼痛刺激。麻醉满意后,医生双手握住患者受伤的腕关节,另一助手握住肘关节,进行对抗牵引数分钟,然后根据骨折移位情况将受伤腕关节进行手法复位,复位结束后,将受伤腕关节及前臂进行石膏固定,防止骨折移位。此时,医生会再次开具腕关节 X 线片检查单,观察骨折手法复位是否满意,若结果不满意,医生可能会拆除石膏,再次进行手法复位。对于没有移位的骨折,无须手法复位,直接进行石膏固定。石膏固定时限为 4～6 周。过早拆除石膏会导致骨折移位,石膏固定时间过长又会引起腕关节僵硬,使腕关节活动度受限。

桡骨远端骨折后的保守治疗应选择牢固的固定方式,如石膏固定,不建议使用可自行拆卸的固定装置,如夹板固定、支具固定等。欠牢固的制动方式无法完全实现腕关节制动,固定过程中会增加骨折移位的概率。

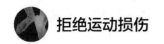

6 石膏固定后有哪些注意事项？ 如何复诊？

石膏固定后要观察手的血运情况,若出现手腕疼痛难忍、手指麻木、皮肤感觉减退等情况,是由于石膏固定过紧后影响手部血液循环和压迫神经导致,此时应立即自行解开石膏,并及时就医。若无上述情况,应在受伤后 24 小时内将腕关节冷敷,睡觉时抬高手腕,促进血液回流,利于手腕消肿。未被石膏固定的区域可以活动,如手指、肩关节,但禁止手腕向前和向后旋转,以免骨折移位。

石膏固定后的 1 周、2 周、3 周,均需到医院进行复诊,拍腕关节 X 线片,了解骨折是否有移位,若出现移位,需拆除石膏后重新进行手法复位,再用石膏外固定。依据骨折类型,部分患者需在 2 周左右更换石膏。石膏松动者也需更换石膏。对于手法复位满意并且能够很好地维持复位后位置的桡骨远端骨折,可以将保守治疗作为最终的治疗方式。石膏固定 4 ~ 6 周后,也需到医院复诊。医生根据 X 线片了解骨折愈合情况,决定是否可以拆除石膏。若在石膏固定过程中发现骨折移位明显、骨折位置不满意,根据具体情况考虑是否需要接受手术治疗。

7 石膏固定后仍然持续疼痛怎么办？

大多数情况下桡骨远端骨折后腕关节的疼痛会在石膏固定后逐渐减轻或者缓解,如果患者仍持续感到疼痛显著、无减轻趋势,则提示可能并存其他问题(如神经激惹,神经压迫),此时需要到医院做进一步检查,对患者再次进行评估,以查找导致疼痛的原因。

8 拆除石膏后如何进行康复训练？

拆除石膏后做腕关节、肘关节各个方向的活动,如腕关节背伸、掌屈、向前旋转、向后旋转、向桡侧偏、向尺侧偏等活动,锻炼手的捏物、握拳、伸展等动作,恢复手和腕关节的功能、肌肉的力量和肌肉的协调性。拆除石膏后的 1 个月、3

个月、6 个月、12 个月需到医院复诊,动态观察骨折愈合情况和腕关节功能恢复的情况。

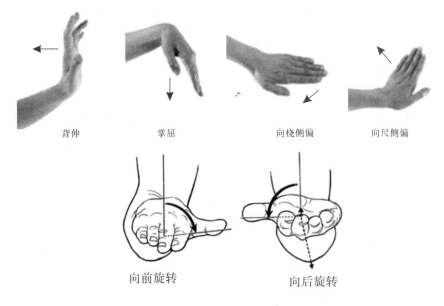

背伸　　　　　掌屈　　　　　向桡侧偏　　　　向尺侧偏

向前旋转　　　　　　　　　　向后旋转

图 5-1　腕关节康复训练

9　桡骨远端骨折后什么情况下需要手术治疗?

对于骨折手法复位后桡骨的长度缩短大于 3 毫米、桡骨关节面移位或塌陷大于 2 毫米或者桡骨关节面向手背方向倾斜大于 10°的患者建议手术治疗。

桡骨远端骨折后手术的目的是:将桡骨关节面对合,预防关节面不平整导致的软骨退变和老化后出现腕关节创伤性关节炎;恢复桡骨原有正常的力线和长度,使桡骨和下尺桡关节恢复正常的活动;获得足够的稳定,以维持关节面的对合、桡骨的长度、力线,直至骨性愈合;最大限度地恢复腕关节、手和前臂的活动功能。

10　桡骨远端骨折有哪些并发症?

骨折早期石膏固定后可能会出现正中神经受压,常因石膏固定过紧后压迫

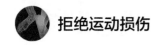

神经导致,出现手指麻木。此时应立即解开石膏,并及时就医,重新进行石膏固定。

若骨折未得到良好治疗,骨折复位不佳,或者石膏固定或者手术后骨折复位出现再次错位,且没有及时矫正,晚期会出现骨折畸形愈合,影响腕关节的旋转功能和屈伸功能。如果功能障碍明显,需要接受手术治疗。

骨折后如果早期未进行手指活动,或去除石膏固定后及手术后未进行腕关节功能锻炼,会出现手部僵硬和腕关节僵硬。桡骨远端骨折后,患者应根据具体情况及时行患肢手指的主动活动。手部僵硬和腕关节僵硬是影响肢体功能的严重不良反应。导致手指僵硬和腕关节僵硬的因素很多,包括疼痛、肿胀、夹板或石膏对腕关节的限制等。骨折愈合后发生的手指僵硬难以得到有效处理,需要长期的物理疗法,甚至可能需要再次手术干预。因此,在初次就诊时,要求患者定期活动手指,去除石膏固定后或手术后,立即进行腕关节功能锻炼,有助于降低此并发症的发生率。

若骨折后骨折断端未得到良好复位,此时移位的骨折断端将手指伸肌腱顶起,影响肌腱的活动,手指肌腱活动时在尖锐的骨折断端摩擦,骨折后可能出现手指肌腱断裂。或者手术后内固定板在腕关节背侧位置不理想,内固定板与手指伸肌腱摩擦,久而久之出现手指伸肌腱断裂。手指伸肌腱断裂后出现伸手指困难或者无力,此时需及时就医并接受手术治疗,将断裂的肌腱重新吻合。

11 下尺桡关节在身体的哪个地方? 有什么作用?

尺骨和桡骨组成上端和下端尺桡关节,在肘关节处形成的尺桡关节称为上尺桡关节,在腕关节处形成的尺桡关节称为下尺桡关节。下尺桡关节由桡骨远端的乙状切迹与尺骨远端侧方的环形关节面构成,切迹的远侧有三角纤维软骨盘,位于尺骨远端关节面基底部,再由关节囊、韧带和骨间膜加固。下尺桡关节是车轴关节,桡骨远端以尺骨远端为中心,围绕尺骨(以尺骨为轴)可做150°的旋转活动。下尺桡关节是连接腕关节和前臂的重要关节,维持手和前臂向前旋转和向后旋转的功能,对于腕关节稳定具有重要作用。下尺桡关节不稳可严重影响前臂和腕关节的正常功能。

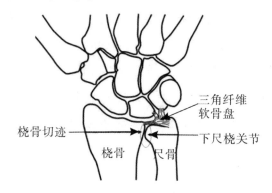

图 5-2　下尺桡关节位置图

12 什么是下尺桡关节不稳?

腕关节遭受外来暴力,如做扣球、跳马、用力拧螺丝等动作后,腕关节极度旋前、过伸,三角纤维软骨盘出现损伤,破坏了软组织的平衡,可导致急性下尺桡关节脱位(或不稳)。多为背侧脱位,掌侧脱位少见。10% ~19% 的尺桡骨远端骨折可出现下尺桡关节脱位,桡骨远端骨折导致尺桡骨畸形愈合,下尺桡关节不匹配,导致慢性下尺桡关节不稳,但常常被漏诊。职业慢性劳损也可导致下尺桡关节不稳。

该病的具体表现有:腕关节局部肿胀和疼痛,腕关节及前臂向前和向后旋转困难且疼痛加剧,手的握力下降,尺骨头与正常侧肢体相比向背侧弹性隆起较为明显,前臂向前旋转时尺骨头向背侧隆起更明显,压之可复位有疼痛,松手后尺骨头又复位弹回原处。

13 下尺桡关节不稳如何诊断?

正常人标准正位 X 线片显示下尺桡关节之间无间隙,且相互重叠 2 ~4 毫米。当标准正位 X 线片显示下尺桡关节间隙增宽,成人大于 2 毫米,儿童超过 4

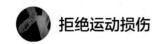

毫米,标准侧位 X 线片上尺骨与桡骨背侧骨皮质的距离大于 6 毫米,提示有下尺桡关节不稳。桡骨远端骨折后,腕部有伤口或 X 线片显示桡骨长度缩短超过 6 毫米,可能提示有下尺桡关节不稳。由于拍摄 X 线片时的患者腕关节位置的改变,影响 X 线摄片的结果,因此 X 线正位片和侧位片的标准体位拍摄的 X 线片结果才更为可靠。CT 检查是诊断下尺桡关节不稳的较理想的方法,能很好地显示下尺桡关节之间的距离,且不受体位的影响。因此,怀疑下尺桡关节不稳时,建议行 CT 检查。

14 下尺桡关节不稳是否需要接受治疗?

下尺桡关节不稳如果不治疗,会导致下尺桡关节生物力学的改变,致使腕关节出现继发性疼痛,且前臂旋转时疼痛进一步加重、握力降低、创伤性关节炎,严重影响腕关节功能和日常生活。因此,确诊下尺桡关节不稳后需接受治疗。

下尺桡关节不稳的早期诊断对治疗具有重要价值,治疗的目的是恢复下尺桡关节正常的骨性结构、关节面正常的匹配和关节周围韧带平衡,从而恢复下尺桡关节正常的解剖结构、恢复原有的腕关节功能、缓解腕关节疼痛。

15 如何保守治疗下尺桡关节不稳?

保守治疗仍是急性下尺桡关节损伤的首选方法,但有较高的远期复发率。急性下尺桡关节不稳时,患腕可行石膏外固定或者尺桡骨远端克氏针固定。患者取坐位,将肘关节屈曲 90°,前臂极度旋后,腕关节背伸 30°,行石膏外固定或克氏针固定。新鲜的下尺桡关节不稳时固定 4 周,陈旧性下尺桡关节不稳时固定 6 周。去除石膏或克氏针后,进行腕关节各个方向的功能锻炼。

16 如何手术治疗下尺桡关节不稳?

合并骨折的急性开放性下尺桡关节脱位、开放性下尺桡关节单纯损伤和保守治疗不理想转为慢性下尺桡关节不稳需要手术治疗。具体的手术治疗方式有：

（1）下尺桡韧带重建术：适用于下尺桡韧带撕裂导致的慢性下尺桡关节不稳或脱位的治疗。采用掌长肌腱移植重建掌侧及背侧下尺桡韧带的解剖结构。此方法可在一定程度上有效重建下尺桡关节的稳定性。

（2）伸肌支持带及关节囊紧缩术：适用于伸肌支持带及关节囊松弛导致的下尺桡关节不稳，且桡骨的乙状切迹和三角纤维软骨盘完整的患者。此方法对下尺桡关节轨迹影响最小，常与其他术式联合使用，操作简单，无须损伤正常肌腱，并发症少，但有较高的复发率。

（3）下尺桡关节融合固定术：适用于严重骨关节炎、尺桡骨相对长度变异、类风湿或肿瘤侵蚀所致的关节骨性破坏。具有代表性的手术方式为 Sauve - Kapandji 改良术，将尺骨远端于尺骨颈处切除，并将桡骨远端与尺骨远端的下尺桡关节进行自体骨融合。此方法保留了腕关节面的骨性支持，可避免腕关节尺侧不稳。

（4）尺骨头切除术：适用于合并严重下尺桡关节炎且对关节功能要求不高的老年患者。切除整段的尺骨头，保留周围重要的软组织结构，可以改善腕关节的旋转功能，但会失去前臂的稳定性。

（5）尺骨缩短术：适用于尺骨相对桡骨过长（桡骨缩短畸形）的桡骨远端陈旧性骨折继发下尺桡关节脱位。尺骨缩短术可以解除尺骨与月骨的撞击，恢复下尺桡关节的稳定性。常规手术方式：先截除一段尺骨，再将尺骨两断端用内固定板连接，恢复尺骨与桡骨的相对高度。Wafer 手术方式：薄片式尺骨切除术，适用于尺骨变异小于 2 毫米的情况下，一般在腕关节镜下完成，切除尺骨远端 2～4 毫米厚的关节软骨及软骨下骨组织，不改变下尺桡关节的完整性和解剖学关系。

（6）人工尺骨头置换术：对于使用上述手术方式无效的患者，或者下尺桡关节面破坏严重，行人工尺骨头置换术，可获得满意的关节稳定性。

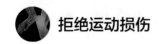

17 什么是三角纤维软骨复合体？

三角纤维软骨复合体组成非常复杂，因位于腕关节尺侧，外形似三角形而得名。三角纤维软骨复合体由纤维软骨和许多韧带的复合结构构成，包含三角纤维软骨盘、关节盘同系物、掌侧桡骨尺骨韧带、背侧桡骨尺骨韧带、尺侧副韧带、尺月韧带、尺三角韧带、尺侧腕伸肌腱鞘，填充在尺骨远端关节面与腕关节面之间并将尺骨远端与腕关节连接，这些组成结构不能完全分开，需共同组成三角纤维软骨复合体。

三角纤维软骨复合体为腕骨在尺骨远端的运动提供光滑的界面，具有稳定腕关节和缓冲压力的作用。在功能上，三角纤维软骨复合体分为 3 个区域：中央区域，为三角纤维软骨盘中央凹陷部分，起传递和承受尺腕关节的负荷作用；掌侧及背侧的边缘区域，与掌侧及背侧桡尺韧带融合，在腕关节旋转时起稳定下尺桡关节的作用；尺骨茎突区，为三角纤维软骨盘附着于尺骨茎突的部分，起稳定尺侧腕关节的作用。

腕关节的软组织结构非常复杂，三角纤维软骨复合体在腕关节活动的各个方向上都起稳定的作用。三角纤维软骨复合体损伤会严重影响腕关节的功能。

18 哪些情况会导致三角纤维软骨复合体损伤？

直接创伤或摔倒时，手掌撑地、腕关节过度背伸、前臂旋前，力量自腕骨向尺骨传导过程中，扭转挤压、暴力挤压三角纤维软骨复合体，从而引起三角纤维软骨复合体破裂或撕脱损伤，常伴有尺骨茎突骨折。

在体操、排球、网球、举重、保龄球和高尔夫球运动中，腕关节做过多的支撑固定、反复背伸、旋转挤压动作，常常引起三角纤维软骨复合体的慢性损伤。若不及时诊治，三角纤维软骨复合体经久不愈，常伴随尺骨茎突骨折不愈合，严重影响运动员的训练。冲击电钻，长期对腕关节的震动和扭转力，也可导致三角纤维软骨复合体的损伤。

三角纤维软骨的退行性改变也可导致三角纤维软骨复合体的损伤，腕关节长期抓握、旋转、持重物造成关节软骨退行性改变和慢性劳损，随着年龄增长，退行性改变加重，三角纤维软骨盘变薄，轻微的外伤就会导致三角纤维软骨复合体损伤。

先天解剖学异常也可导致三角纤维软骨损伤，如先天性尺骨远端比桡骨远端延长(正常情况下尺骨远端比桡骨远端短2~2.5毫米)，从而引起尺骨腕关节撞击综合征，损伤三角纤维软骨复合体。

19 三角纤维软骨复合体损伤后有哪些症状?

三角纤维软骨复合体损伤后的主要症状是腕关节尺侧疼痛，按压腕关节尺侧时疼痛加重，也有患者会有全腕关节疼痛，在前臂旋转时或者腕关节向尺侧偏斜时疼痛程度会加重，出现前臂旋转和尺偏活动受限，有时会合并腕关节肿胀、弹响，关节活动时有摩擦感、卡压感、关节不稳定感以及手的握力减退等症状。

20 如何诊断是三角纤维软骨复合体损伤?

对三角纤维软骨复合体损伤的诊断需借助医生对患者的腕关节体格检查和影像学辅助检查。医生会进行腕关节尺偏和旋转试验，若引发腕关节尺侧的疼痛、腕关节尺侧压痛和手的握力减退，考虑三角纤维软骨复合体损伤。

X线检查并不能对三角纤维软骨复合体损伤直接做出诊断。核磁共振是诊断三角纤维软骨复合体损伤的首选检查。核磁共振对软组织损伤显示灵敏度很高，可以清楚地显示三角纤维软骨复合体损伤与否。若三角纤维软骨复合体在核磁共振上的表现信号异常，则判定三角纤维软骨复合体损伤。综合腕关节体格检查的阳性体征，结合核磁共振的三角纤维软骨复合体的异常信号，可诊断三角纤维软骨复合体损伤。

腕关节镜检查可以清楚显示三角纤维软骨复合体损伤的大小、部位、严重程度等，还可以了解关节软骨、韧带损伤的情况，而且在关节镜检查的同时可以进行治疗。在腕关节镜检查过程中进一步确诊三角纤维软骨复合体损伤，同时

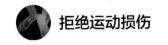

进行微创手术治疗。

21 如何治疗三角纤维软骨复合体损伤？

三角纤维软骨复合体损伤确诊后，如果为新鲜伤且腕关节稳定则可采取保守治疗。将肘关节屈曲 90°，前臂旋后，腕关节背伸 30°，行石膏外固定腕关节 4~6 周，使损伤的三角纤维软骨复合体周围韧带瘢痕愈合。去除石膏或支具后进行腕关节各个方向的功能锻炼。若为三角纤维软骨复合体慢性损伤，腕关节尚稳定，可以进行理疗、口服抑制无菌性炎症的药物、局部封闭等保守治疗。

急性的韧带损伤引起腕关节不稳定，且伴有腕骨骨折，需要尽快手术治疗。若长时间保守治疗无效，或出现腕关节不稳定，也需手术治疗。腕关节镜是治疗三角纤维软骨复合体损伤常用的微创手术方法。三角纤维软骨复合体损伤部位在尺骨侧外周缘，由于此处有良好的血液供应，损伤组织在缝合后能够愈合，因此需要在关节镜下应用特殊器械将损伤处缝合；但是三角纤维软骨复合体的中央大部分没有血液供应，损伤缝合后无法愈合，因此应在关节镜下进行三角纤维软骨复合体的磨削成形术：对三角纤维软骨复合体行部分切除，修整磨损的边缘。

对于更加复杂的损伤还需其他手术方式辅助，如三角纤维软骨复合体损伤合并下尺桡关节脱位，还需行下尺桡韧带重建术；尺骨相对桡骨过长出现尺骨与月骨撞击所致的三角纤维软骨复合体损伤，还需行尺骨缩短术（常规术式或 Wafer 术式），解除尺骨与月骨的撞击，恢复下尺桡关节的稳定性。

手术后将肘关节屈曲 90°，前臂旋后，腕关节背伸 30°，行石膏外固定腕关节 4~6 周。

22 三角纤维软骨复合体损伤患者如何进行康复治疗？

腕关节功能康复目标是恢复腕关节活动度、肌力和功能。大多数轻微的三角纤维软骨复合体损伤都能够恢复到原有水平。在去除石膏或支具后进行腕关节尺偏、旋前和旋后的功能锻炼，再辅助以 6 ~ 8 周的局部理疗，促进恢复腕关节关节的活动度和力量。在进行腕关节锻炼时还要排除肩关节的代偿作用。

23　什么是手舟骨？

手舟骨又称舟状骨，是由英文名 scaphiod 翻译而来，英文名起源于希腊词汇"skaphos"，意思为"小船"，因其外形似小船而得名。手舟骨是近排腕骨桡侧第一块骨，是体积最大的一块腕骨，其表面 2/3 被透明软骨覆盖，与周围的腕骨构成 5 个关节，起整合腕骨、稳定腕关节的作用。

24　什么是手舟骨骨折？

手舟骨骨折后，疼痛较轻，手腕可继续使用，因此常常被患者忽视。手舟骨骨折后会出现腕关节桡背侧疼痛，患腕鼻烟窝处较对侧腕关节肿胀，局部皮肤常有青紫淤斑，腕关节活动受限。

手舟骨骨折常见于年轻成年人，常发生在体育活动摔倒时或车祸时手掌背伸桡偏着地，由于腕关节过度背伸，手舟骨遭受来自桡骨远端关节面巨大的剪切力，从而引起骨折。

25　如何诊断是手舟骨骨折？

医生对患者进行体格检查时纵向挤压拇指诱发腕关节桡侧疼痛，鼻烟窝处压痛，用拇指和食指钳夹患腕鼻烟窝和舟骨结节处诱发疼痛等，均提示有手舟骨骨折。

摔倒后行 X 线检查可能无异常表现，尤其是手舟骨的裂缝骨折，骨折断端无明显错位，常被误认为没有骨折而导致漏诊。手舟骨骨折漏诊率约为 41%。应在伤后 2 周再次复查 X 线片，以防漏诊。骨折 2 周后骨折线有骨吸收，在 X 线片上可表现出清晰的骨折线。怀疑骨折时，需辅以腕关节 CT 或者核磁共振检查，以明确诊断。

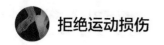

26 手舟骨骨折后如何治疗？ 有哪些并发症？

手舟骨骨折断端移位小于 1 毫米，称为稳定型手舟骨骨折，且为新鲜骨折，可采用保守治疗。手舟骨骨折保守治疗骨折愈合率为 63%。前臂旋转以及拇指活动均会导致骨折断端移位，因此，肘关节屈曲 90°，长臂带拇指人型石膏将肘关节、前臂、腕关节和拇指固定，固定时间为 8 ~ 12 周。

保守治疗的优点为创伤小，不破坏骨折周围血液供应，无手术相关的并发症，无须二次手术取出骨折内固定装置，费用低等。缺点为无法为骨折进行解剖复位，无法恢复骨折原有的正常位置，不能对骨折断端进行加压，不能牢固固定，骨折复位后易出现复位丢失、难以维持精准复位，骨折不愈合和创伤性关节炎发生率高，需长期固定腕关节，不能早期进行腕关节功能锻炼，可导致腕关节僵硬，前臂肌肉出现失用性萎缩等。石膏固定和脉冲电磁场治疗可以减少骨折不愈合的发生率。

手舟骨骨折断端移位大于 1 毫米或伴有腕骨脱位，称为不稳定型手舟骨骨折，需早期手术治疗。不稳定型手舟骨骨折若采用保守治疗，其骨折不愈合率可达 46% ~ 55%。对于不稳定型手舟骨骨折，手术治疗骨折愈合率为 85%，总体效果要好于保守治疗。

手术治疗的优势为可以将骨折解剖复位，对骨折断端加压，牢固固定骨折，为骨折愈合提供稳定环境，减少骨折不愈合或畸形愈合的风险，允许早期进行腕关节功能锻炼，减少石膏固定带来的腕关节僵硬等并发症，使患者早日恢复活动。缺点为创伤大，破坏骨折周围血运，有手术相关的风险和并发症，需二次手术取出骨折内固定装置，费用相对保守治疗高，需住院治疗。

手术方法有微型钢板内固定、克氏针内固定、无头空心加压螺钉固定、可吸收螺钉固定、植骨联合内固定等。

27 手舟骨骨折后不愈合怎么办？

由于手舟骨表面 2/3 被透明软骨覆盖，其血液供应仅仅依靠无软骨覆盖的桡背侧这一有限区域的桡动脉舟骨背侧支,以及掌侧桡动脉舟骨掌侧支供应。骨折线在这些血管的近端可影响舟骨血液供应,易造成骨折延迟愈合甚至出现骨折不愈合。手舟骨骨折不愈合是指骨折后 6 个月,在以后的 3 个月内 X 线显示骨折无愈合的进展迹象。手舟骨骨折愈合的前提为早期诊断、保护骨折血液供应、骨折对位和有效固定。没有达到这些条件则有可能出现骨折不愈合,如延误诊断,固定不牢固,骨折复位后再移位。舟骨骨折不愈合若不治疗,5～10 年后会出现桡舟关节炎,10～20 年后出现桡腕关节炎,大于 20 年后出现舟骨不愈合进行性塌陷的局限性及全腕关节炎。治疗手舟骨骨折不愈合的手术方法有松质骨填塞植骨、纵行骨栓植骨、楔形植骨、带血管蒂骨瓣植骨、植骨加血管束植入等。对于出现舟骨不愈合进行性塌陷的局限性及全腕关节炎,可选择舟骨切除、局限性关节融合、近排腕骨切除或者全腕关节融合等手术。

28　什么是月骨无菌性坏死?

月骨位于近排腕骨的中央,呈半月形,因此而得名。月骨无菌性坏死是引起腕关节疼痛的病因之一,月骨无菌性坏死是由于月骨慢性损伤导致血液供应缺乏,出现月骨坏死,引起腕关节疼痛的症状。

月骨无菌性坏死后出现腕关节顽固性疼痛、月骨区明显压痛、手的握力降低和腕关节僵硬、活动受限,尤其以背伸活动受限为著。急性期可出现腕关节疼痛、肿胀、无力,活动后疼痛显著加重,休息后逐渐减轻。静止期时可无腕关节疼痛的症状。发作期时,腕部疼痛、肿胀的症状又再次发作。

月骨无菌性坏死多发生于 20～30 岁的青年男性体力劳动者,如长期从事手工业的工人,使用冲击电钻的工人。月骨长期受到震荡、撞击、压力,导致月骨反复的慢性微损伤,出现月骨周围的韧带损伤,滋养月骨的血管断裂或者闭塞,从而导致月骨缺血。另外,当尺骨出现阴性变异即尺骨短于桡骨,此时月骨对桡骨的压力加大,月骨的负荷相对集中,月骨承受长期慢性过度负荷会出现微骨折,骨内血管断裂,月骨出现缺血。缺血后的月骨骨髓内的压力逐渐增高,又进一步加重月骨的血液循环障碍,促使月骨缺血更为严重,最终出现月骨无

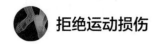

菌性坏死。此外，该病在儿童和老年人群中偶有发生，目前报道的最小发病年龄为 6 岁。

29 如何诊断是月骨无菌性坏死？

正常人握拳时第三掌骨头最为突起，但在月骨无菌性坏死的患者中常出现第三掌骨头变低甚至凹陷，腕关节背侧中央区正常的凹陷消失，这是由于月骨坏死后其纵轴变小、前后径增大导致。叩击第三掌骨头时月骨处有疼痛。医生进行体格检查，出现上述这些体征时，提示有月骨无菌性坏死。

月骨无菌性坏死根据 X 线表现可分为 4 期（Lichtman 分期）。Ⅰ期 X 线检查无异常发现。Ⅱ期出现月骨密度增高，可有骨折线。Ⅲ期月骨表面不光滑，形态变得不规则，在其中央逐渐出现圆形或卵圆形的囊状吸收，坏死继续发展，月骨出现不规则碎裂，月骨出现塌陷，月骨的纵轴变小，前后径增大，周围的腕骨出现骨质疏松。Ⅵ期桡腕关节出现腕关节炎的表现，关节间隙增大，关节面骨质硬化等。

月骨无菌性坏死的一大特点是早期诊断率较低，是由于该病早期症状表现多不典型，常被误认为是腕关节滑膜炎、腕关节软组织损伤、腕关节慢性劳损等疾病，加之早期 X 线片无异常改变，从而漏诊、延误治疗。腕关节核磁共振可在月骨无菌性坏死早期表现出信号异常，有利于早期发现月骨异常，对于月骨无菌性坏死早期诊断具有重要意义。

30 如何治疗月骨无菌性坏死？

月骨无菌性坏死早期（Ⅰ期）可采取保守治疗。腕关节背伸 20°～30°，石膏固定 2～3 月，以促进月骨血运恢复。过去采用长期石膏固定的方法，固定时间常需 1 年左右，现已少用，因有学者研究报道，长期制动并不能阻止月骨的继续坏死和塌陷。儿童的月骨无菌性坏死仍以保守治疗为主。

对于 X 线表现为Ⅱ～Ⅳ期及Ⅰ期保守治疗无效的患者，可采用手术治疗。

改善月骨血运的手术方式有:带血管蒂的桡骨远端骨瓣移位填塞月骨术,骨形态发生蛋白和纤维蛋白胶复合体重建月骨术,带血管蒂豌豆骨瓣植入术,游离髂骨瓣移植术等。改善月骨的生物力学,减轻月骨的压力负荷,降低月骨关节面的应力,促进月骨血运恢复的手术方式有:桡骨截骨短缩术,桡骨楔形截骨术,桡尺骨远端内部减压术,头状骨腰部截骨短缩术,舟骨大小多角骨间关节融合术。Ⅲ～Ⅳ期月骨已有塌陷、碎裂的患者,还可选择月骨的切除与替代术,手术方式有:月骨切除、假体植入术,月骨切除、带血管蒂头状骨移位术,近排腕骨切除术。Ⅳ期严重腕关节炎的病例可选择桡腕关节融合术。神经切断术主要是切断骨间背侧神经至腕关节的分支,可缓解腕关节疼痛。保守治疗无效的青少年病例,可选择桡骨缩短术。

第六章
其他常见运动损伤

1 什么是滑囊？ 滑囊的功能有哪些？

滑囊是位于人体摩擦频繁或压力较大处的一种缓冲结构,外层为薄而致密的纤维结缔组织;内层为滑膜组织,有分泌滑液的功能。简单来讲,滑囊像一个装有润滑液的水袋,存在于关节附近。生理状态的滑囊,能增加关节的活动度,是重要的滑动装置。

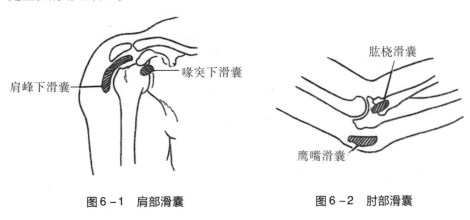

图6-1 肩部滑囊　　　　　　　图6-2 肘部滑囊

2 滑囊炎是怎么引起的？

滑囊炎有急、慢性之分,但在生活中,以慢性滑囊炎多见,常与患者长期从事的职业有密切联系。当滑囊受到过分的摩擦和压迫时,滑囊内层发生轻度的炎性反应,滑膜增厚、滑液分泌多,使滑囊膨大,所以有些患者可在体表触及逐渐增大的包块,但局部皮肤无红肿的表现。如矿工常常会患髌前滑囊炎和鹰嘴滑囊炎。急性滑囊炎以创伤多见,急性期囊内积液为血性。如人体摔伤致鹰嘴滑囊充血,表现为肘后包块。

3 滑囊炎有哪些表现?

急性滑囊炎表现为局部的红、肿、热,局部软组织肿胀明显,也可局限于小范围内,表现为关节周围局部圆形或椭圆形包块,活动时通常没有明显疼痛症状,局部不适,主要由皮肤牵扯引起,无明显渗出和骨折体征。

慢性滑囊炎常无明显诱因在关节或骨突出部位逐渐出现一圆形或椭圆形包块,可伴局部压痛,随着病程的进展包块逐渐增大,且局部组织增厚,囊内可包含硬质游离体,局部表浅的可扪及清楚的界限,可触及波动感(类似于手指触及装满水的气球),但局部无红、肿、热、痛等反应,位置较深者,不易触及,边界不清,局部可及压痛和放射痛,需要结合辅助检查确诊,有些关节部位处的滑囊炎,可伴部分关节功能受限,若未经正规治疗,晚期可导致关节功能障碍,如肩关节周围的肩峰下滑囊、结节间滑囊。

4 肩、肘部常见的滑囊炎都有哪些?

(1)肩峰下滑囊炎:肩峰下滑囊属于恒定滑囊,其生理作用是:当上臂外展时,减少肱骨大结节及肩袖和肩峰与三角肌的摩擦,顺利完成外展动作。肩峰下滑囊炎以慢性损伤常见,多由肱骨大结节及肩峰摩擦引起。肩峰下滑囊炎也是"五十肩"的主要诱因之一,临床表现如上述。长期未治疗可导致肩关节功能障碍。

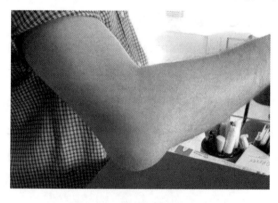

图6-3 鹰嘴滑囊炎表现

（2）鹰嘴滑囊炎：鹰嘴滑囊在肘后主要有皮下囊、腱内囊、腱下囊3种不同的滑囊。在鹰嘴滑囊炎中，以皮下囊炎最常见。显而易见，此滑囊位于尺骨鹰嘴与皮肤之间。鹰嘴滑囊中由于皮下囊的位置比较表浅，即使是非常微小的损伤都可引起滑囊炎。其可以分成急性滑囊炎、慢性滑囊炎。急性滑囊炎多见于此处创伤引起；慢性滑囊炎多是由对此处接受长期的慢性刺激，使滑膜增厚、滑液分泌。对于急、慢性鹰嘴滑囊炎，建议行正规治疗。

5 怎样判断自己得了滑囊炎？

对于急性滑囊炎主要关注有无外伤史，但在临床过程中发现，虽然急性滑囊炎由创伤引起，但多数患者很难说出明确的外伤史，对于慢性滑囊炎的患者常常要关注个人职业史。X线可排除骨性损伤，B超经济实惠，尤其是对于体表可触及包块的患者可作为首选辅助检查，核磁共振（MRI）可以更好地显现软组织的情况，诊断性穿刺必要时可抽吸部分囊液送检，进一步明确诊断。

6 怎样治疗滑囊炎？

对于急性滑囊炎的患者，多数通过保守治疗可痊愈，可采取局部适当制动，24小时内局部冰敷，24小时后局部热敷促肿胀吸收，必要时可行滑囊穿刺术，抽吸术后加压包扎1~3天，存在反复损伤危险因素的患者，需要佩戴护具。

对于慢性滑囊炎患者，主要是缓解持续摩擦和压迫，可给予适当制动，并辅以理疗治疗。必要时可穿刺抽出囊内积液。保守治疗无效者可行手术治疗。

总之，在日常生活中，我们时常发现肩、肘部滑囊炎，建议及早就诊，避免长期刺激，导致关节功能受损。

7 什么是肌肉拉伤？

肌肉拉伤，就是俗话说的扭伤。大腿部肌肉拉伤主要包括大腿前面的股四

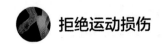
头肌和大腿内侧的内收肌拉伤。以及大腿后侧的腘绳肌拉伤。肌肉拉伤是锻炼或体育运动中最常见的一种损伤，据统计，这种损伤在各种损伤的发生率中约占25%以上。肌肉拉伤主要发生在活动或体育运动中，表现为伤处的肿胀，疼痛，不能继续活动，轻度肌肉拉伤休息几周后可以缓解康复，比较严重的可能会发生肌肉部分撕裂，甚至是完全断裂，需要到医院专科就诊。

发生肌肉拉伤的主要原因有：准备活动不充分，如果在锻炼或体育运动前准备不充分，肌肉的生理机能还没有达到剧烈活动所需要的状态就参加运动，容易发生肌肉拉伤；疲劳或过度训练，容易使肌肉的机能下降，力量减弱，协调性降低，从而发生肌肉拉伤；技术动作不正确或运动时注意力不集中，动作过猛或粗暴，超过了肌肉活动的范围，如横劈叉练习可使大腿内侧群肉因过度被动拉长而发生拉伤。

8 如何判断是肌肉拉伤？

有明确的肌肉拉伤病史，伤处肿胀、肌肉紧张痉挛、疼痛，当受伤肌肉主动收缩或被动拉长时疼痛加重；有些伤者伤时有撕裂样感，肿胀明显及皮下淤血严重，触摸局部有凹陷或见一端异常隆起者，可能为肌肉断裂。肌肉抗阻力试验是检查肌肉拉伤的一种简便方法。其做法是患者做受伤肌肉的主动收缩活动，检查者对该活动施加一定阻力，在对抗过程中出现疼痛的部位，即为拉伤肌肉的损伤处。比较严重的肌肉拉伤需要行 X 线检查排除骨折，行磁共振检查以了解肌肉损伤的程度，判断是部分断裂还是完全断裂。

9 肌肉拉伤的紧急处理和治疗方法有哪些？

如果在锻炼或运动中不幸拉伤肌肉，发生损伤的部位就会出现疼痛、肿胀、活动受限等症状。为防止这些症状加重采取的应急措施称为"应急处置"。请大家一定记住一个可能有用的英文单词 RICE（大米），它实际上代表着：R：制动，I：冷敷，C：加压包扎，E：提高患肢。

（1）制动（Rest）：肌肉拉伤后需要制动，即立即停止运动，让伤处处于不动的状态。制动可以控制肿胀和炎症，可以把出血控制在最小的限度内。具体方法：可以用石膏或支具固定患肢。

（2）冷敷（Ice）：肌肉拉伤后立即用冰水混合物冷敷，可以减轻疼痛、肿胀和肌肉痉挛，在受伤后 4～6 小时内所产生的肿胀也会得到一定程度的控制。冷敷的方法：拿一个塑料袋，内放冰水混合物，在伤处冷敷 20 分钟左右。冷敷过程中局部可能有些刺痛，如果觉得太冷，可在冰袋和皮肤之间放一块毛巾。严重者间隔 2～3 小时左右再重复 1 次冷敷，1 天可进行多次。

（3）加压（Compression）：加压可使伤处内肌肉出血及淤血现象减轻，防止和减轻肿胀进一步发展。加压最好在肌肉处于伸展的状态下进行，以防影响肌肉收缩。这是防止受伤的肌肉反复损伤很关键的一步。一般在加压后 24～48 小时后拆除。

（4）抬高（Elevation）：抬高是把伤处大腿提高到比心脏高的位置。同冷敷、加压一样，抬高对减轻内出血及肿胀也是非常有作用的。抬高可以减轻通向损伤部位的血液及来自体液的压力以促进静脉的回流，伤处的肿胀及淤血会因此而得到相应的减轻。

肌肉拉伤的治疗要根据具体情况而定。肌肉拉伤如果是大腿肌肉少量肌纤维断裂，应立即给予制动、冷敷，局部加压包扎，并抬高患肢，同时可外用膏药或口服一些消炎镇痛如芬必得缓释胶囊，一般休息 2～3 周可以康复；如果怀疑有肌肉大部分或完全断裂者，在加压包扎后立即送医院专科进行进一步的确诊，必要时还要接受手术治疗。

10 如何预防肌肉拉伤？

肌肉拉伤预防主要是针对发生原因进行。如剧烈运动前做好准备热身活动，尤其是对易拉伤部位的准备活动，注意身体的感受，在感觉疼痛或不适时立即停止运动；体质较弱、训练水平不高的人群，运动时要量力而行，合理安排运动量，防止过度疲劳和负荷太重；提高运动技术及动作的协调性，不要用力过

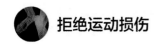

猛,注意加强易伤部位肌肉的力量和柔韧性练习。如果肌肉拉伤后再次参加训练时要循序渐进,勿操之过急,并要加强局部保护,防止再度拉伤。

11 梨状肌综合征有什么表现?

梨状肌是人体臀部深层的一块小肌肉,因其形状像梨形,故称其为梨状肌。

疼痛是梨状肌综合征的主要表现,以臀部为主,并可向下肢放射,严重时不能行走或行走一段距离后疼痛剧烈,需休息片刻后才能继续行走。患者可感觉疼痛位置较深,放射时主要向同侧下肢的后面或后外侧,有的还会伴有小腿外侧麻木等。严重时臀部呈现刀割样或灼烧样的疼痛,双腿屈曲困难,双膝跪卧,夜间睡眠困难。

长期久坐,臀部有过外伤史、肌肉注射史以及坐骨神经与梨状肌解剖位置异常的人群易患梨状肌综合征。

12 怎样判断是梨状肌综合征?

一般有下肢损伤或慢性劳损史,并自觉腰臀部或一侧臀部疼痛或酸胀,并向大腿后侧、小腿后外侧放射,小腿外侧麻木,同侧臀肌可有萎缩、松弛。在臀部可触及条索状肌束,或在臀部有明显压痛,同侧下肢伸直抬高,疼痛可能加重,下肢内收内旋时疼痛加重,提示可能患有梨状肌综合征。

13 梨状肌综合征需要与哪些常见疾病进行鉴别?

(1)坐骨神经炎:起病较急,疼痛沿坐骨神经走行,为持续性钝痛,并可发作性加剧或呈烧灼样刺痛,站立时疼痛减轻。

(2)腰椎间盘突出症:发病较缓慢,有慢性腰背疼痛病史,坐位时较行走疼痛明显,卧位疼痛缓解或消失,症状可反复发作,小腿外侧、足背的皮肤感觉减退,足及趾背屈时无力,可通过腰椎 MRI 或 CT 检查协助诊断。

14 如何治疗梨状肌综合征？

(1)针灸、中药热敷或理疗等。

(2)消肿、镇痛治疗。

(3)局部封闭。

(4)非手术治疗无效者，可行梨状肌切断或神经松解术。本病一般预后情况良好。

15 如何预防梨状肌综合征？

(1)锻炼前做好热身运动，增强肌肉的柔韧性。

(2)避免髋部过度外展、外旋或下蹲起立锻炼。

(3)避免强力扭转躯干。

(4)急性期卧床休息，将伤肢保持在外展、外旋位，使梨状肌处于松弛状态。

(5)疼痛缓解后逐渐加强髋部及腰部功能锻炼，避免肌肉萎缩。

16 什么是弹响髋？

弹响髋，也叫髋关节弹响，就是胯(髋)关节发出的弹响声音，是指髋关节在活动和行走时出现听得见或感觉得到的"嘎嘣"响声，伴有或不伴有局部疼痛。严重者髋部不能完成一些特定的动作。普通人群发生率为 5% ~ 10%，尤以舞蹈者、足球运动员、健身爱好者、肥胖者多发。一般根据弹响的来源分为关节内型和关节周围型 2 种。关节外弹响较常见，常常是两侧髋关节同时发生。这种现象的主要原因是髋关节周围的肌腱(主要是髂胫束的后缘或臀大肌肌腱部的前缘)增厚或者弹性变差，在髋关节活动时，增厚的组织在大腿骨突起部位滑动而发出弹响。

弹响髋多见于青少年，常为双侧性。患者髋部多无疼痛症状，可有不适感，髋关节活动时有弹响。这种弹响的出现往往没有明显的原因，可以发展到走一

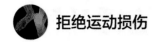
步响一声的程度。单纯的弹响髋一般无疼痛,如出现疼痛,常是局部并发滑囊炎的结果,随着休息和活动减少,疼痛会有所缓解。患者常常可以感觉到一条粗而紧的条索带在髋关节处滑动。严重的可能出现髋关节活动障碍,不能跷二郎腿,双膝并拢无法下蹲。部分患者步态异常,走路或跑步时呈外"八"字。站立时,双下肢不能完全靠拢;轻度外旋,坐位时,双膝分开,不能并拢等。

17 出现弹响髋的原因是什么?

弹响髋的出现是因为髋关节周围的肌腱,主要是髂胫束(大腿外侧)或臀大肌(臀部)肌腱增厚变硬,在大腿骨近端突起(大转子)的部位滑动导致的。肌腱增厚变紧的原因有很多,如臀部肌肉注射药物、外伤或劳损后,软组织充血水肿、发生无菌性炎症反应,导致纤维组织增生等。最常见的原因是儿童期臀部多次肌肉注射导致臀筋膜挛缩。髋内翻也可以导致弹响髋,是因为髋内翻在髋关节活动时,髂胫束局部紧张度明显增大,更容易发生劳损,久而久之导致局部组织增生弹性变差,这些变硬的组织在髋关节活动过程中滑动产生类似弹拨弓弦效应,导致弹响髋出现。比较少见的是,大腿骨近端大转子骨头异常增大,运动的时候跟肌腱摩擦,也可引起弹响髋。

18 弹响髋需要治疗吗?

弹响髋不伴疼痛、不影响正常活动时,一般不需治疗。如果只是偶尔出现弹响声,可以以缓解响声和预防加重为目的,通过对髂胫束、髋关节周围肌群等拉伸和放松,达到缓解肌肉肌腱紧张的状态。伴有疼痛或对弹响十分焦虑、有精神负担时,可采用休息、制动和用药物进行局部打封闭治疗。如症状重,肌腱增厚明显,严重影响下肢活动,日常屈髋或下蹲活动不便,保守治疗无效时应手术治疗。手术治疗的目的主要是减轻增厚的髂胫束的紧张度。常用手术方式有4种:①切断或切除增厚的索状物,直至弹响、摩擦完全消除为止。这是常用的手术方式。②切断索状物,缝合远侧断端移位,如伴有滑囊炎同时切除大转子滑囊,③髂胫束延长术,此术可保持骨盆在站立或行走时的稳定性,④如局部骨突过大,也可将骨突部分凿去,术后早期进行功能锻炼。

19 微创手术可以治疗弹响髋吗?

弹响髋的传统手术方式需要尽可能地切除增厚的纤维束带,导致手术范围大,出血多,术后瘢痕大,容易粘连而再次影响功能。目前临床上可以在关节镜下完成微创手术治疗弹响髋。镜下直接行髂胫束切开松解,从而减轻髂径束紧张度,同样可以达到开放手术治疗的效果,且手术创伤小、操作简单,术后恢复快,有利于早期功能锻炼。

20 弹响髋患者手术后如何进行康复锻炼?

手术不能替代系统的功能锻炼,术后必须严格强调康复训练,否则将严重影响疗效。康复训练计划中包括了对股四头肌、腘绳肌、臀肌拉伸训练,髋关节后伸、侧抬腿以及髂胫束的侧倾斜拉伸练习等训练方法,训练中要求保持每种训练动作 15～30 秒,重复 3 次为一组,并交换位置重复上述练习,3 次为一套。具体如下:

(1)术后 3 天内,卧床休息,自由体位,尽可能减少下床活动,允许可扶拐患肢不负重上厕所。

(2)术后 4～7 天,扶双拐适当下床活动。开始练习髋关节内收,即大腿向对侧交叉的动作,逐步练习屈髋动作(坐或下蹲),范围不宜过大,以锻炼时疼痛可以耐受为限。

(3)术后 2～3 周,逐步弃拐,加强髋内收锻炼,如跷二郎腿。

(4)术后 4 周,开始髋关节周围肌肉力量锻炼,髋关节及臀肌的拉伸练习。